CONFRONTING CANCER WITH SCIENCE

科学面对癌症

权威解读 终结恐慌 科学防癌 挽救生命

王晓明 著

广西科学技术出版社

图书在版编目（CIP）数据

科学面对癌症 / 王晓明著. —南宁：广西科学技术出版社，2020.6

ISBN 978-7-5551-1225-9

Ⅰ. ①科… Ⅱ. ①王… Ⅲ. ①癌—治疗—普及读物 Ⅳ. ①R730.5-49

中国版本图书馆CIP数据核字（2019）第198185号

KEXUE MIANDUI AIZHENG

科学面对癌症

王晓明　著

策划组稿：朱杰墨子　　　　　　　责任编辑：赖铭洪　何　芯
助理编辑：罗　风　　　　　　　　责任校对：夏晓雯
封面设计：梁　良　　　　　　　　责任印制：韦文印

出 版 人：卢培钊
社　　址：广西南宁市东葛路66号　　邮政编码：530023
网　　址：http://www.gxkjs.com　　编 辑 部：0771-5864716

经　　销：全国各地新华书店
印　　刷：广西民族印刷包装集团有限公司
地　　址：南宁市高新区高新三路1号　　邮政编码：530007
开　　本：890mm×1240mm　　1/32
字　　数：178千字　　　　　　　　印　　张：8.75
版　　次：2020年6月第1版
印　　次：2020年6月第1次印刷
书　　号：ISBN 978-7-5551-1225-9
定　　价：39.80元

序｜攻克癌症，科学先行

　　谈癌色变，一点也不危言耸听。人的全身除了头发不长癌，各个器官都会长癌。从全世界范围统计，每 3 秒钟就有 1 人死于癌症，2018 年约 1000 万人死于癌症。中国每年约 280 万人死于癌症，是全球因癌症死亡人数最多的国家。如何"谈癌色不变"，王晓明博士在《科学面对癌症》一书中，科学地回答了此问题。

　　中国改革开放 40 多年，科学技术突飞猛进，很多领域在全球处于领跑行列，癌症领域的研究也砥砺奋进，成果丰硕。20世纪 70 年代，美国提出人类在 20 世纪的三大目标：阿波罗登月、人类基因解读和攻克癌症。前面两大目标已实现，还剩下癌症未攻克，但人类对攻克癌症充满信心。

　　我和王晓明博士都是应改革开放之机出国留学。为攻克中国广西高发的恶性肿瘤——鼻咽癌，我先后16次东渡日本，至今仍与日本大学合作研究防治鼻咽癌。王晓明博士到澳大利亚和美国的医疗研究机构学习、工作。近40年来，他不仅为国内癌症研究机构，还为家乡、母校做了许多指导性工作，在科研上很有建树。

在《科学面对癌症》一书中，王晓明博士把研究癌症的深奥理论生动地比喻为"人体国"与"癌症国"之间的战争，深入浅出、科学论证癌症的发生、发展规律和特点。通俗易懂地编排癌症治疗的各种方式、特点，既有普通治疗方法，又有最新的2018年诺贝尔生理学或医学奖获得者发明的免疫治疗蛋白开关的应用。从现代医学的微观世界到中医的宏观论治，从自身研究阅历到照顾癌症病人的体会，晓之以理、动之以情，可谓是一本有骨有肉的科普读物。

癌症的防治是综合系统工程，不仅是医务工作者的职责，也需要全社会的综合努力。医学研究表明，三分之一的癌症可以预防，三分之一的癌症可以治好，三分之一的癌症可以与患者和平共处。生、老、病、死是人类自然规律，如何能让人活得健康、有尊严地活过120岁，全人类在努力，全社会在努力，科学家们也在努力。只要我们科学地面对，我们就能达到目的。

是以为序。

广西医科大学原校长　黄光武

前言 | 谈癌不必色变

40多年前在读医学院时，笔者第一次听到癌症疾病的可怕——"罹患癌症等于死刑"，当即立志要攻克癌症，造福人类。之后，好长一段时间，笔者在深深琢磨治疗癌症的各种方法，其中第一个是"低温冰冻疗法"……

转眼几十年过去了，经过人类的不懈努力，尽管罹患癌症已经不再完全等于"死刑"，但还是那个令人恐慌的痼疾，发病率还在不断攀升，继续猖獗吞噬人们的生命。最近，世界卫生组织（WHO）预测，全球正面临癌症大发作的威胁，特别是在发展中国家。

癌症正越来越靠近我们，我们身边的同学、同事、朋友、亲人，甚至自己都面临癌症的威胁。既然无法回避，我们便应当正面地迎战这一威胁。

对于大多数病人来说，最大的恐惧莫过于自己被诊断出癌症，如同面临一道生与死的鬼门关。癌症带给病人精神和肉体上巨大的痛苦和磨难，他们求生搏斗的经历，是我们一般人无法体会到的。

当癌症走进了你我的生活，我们开始变了。眼前的一切已经变得不那么重要，开始体会到自己的无奈和懦弱，重新怀念身边的亲情和友情，释怀过往的理想和欲望，深沉地思索生命和健康的意义，只渴望有信心和勇气能够战胜癌症，留住自己的生命和健康。

在信息爆炸的今天，癌症的各种说法满天飞，形形色色的治疗方法，加上癌症疾病本身的复杂性，我们到底应该如何面对？如果认知不足、选择不当，将会耽误病情或错失最佳的治疗时机，甚至会付出本不应该付出的生命代价。

笔者根据自己在中国、澳大利亚和美国多年积累的关于癌症方面的学习、研究、工作的知识和经验，撰写这本简明易懂、编排有序、图文并茂的实用科普读物，与读者一同探讨癌症发生的原因、诊断的方法、治疗的选择、康复的重要、预防的措施，教你如何科学面对癌症。

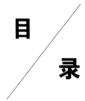

目 / 录

附 录

谨以此书献给所有癌症病人及其家属

**The book is dedicated to all the cancer patients
and their families**

癌症“战争”

早在 1971 年，美国前总统尼克松就向美国人民颁布法令，"向癌症宣战"（The War on Cancer），希望攻克癌症这一令人类恐惧的疾病。

如果把癌症在身体内的状况拟人化，其实就是一场场我们人体与癌症之间互相血淋淋残杀的战争。下面简单地描绘一些战争的场景。

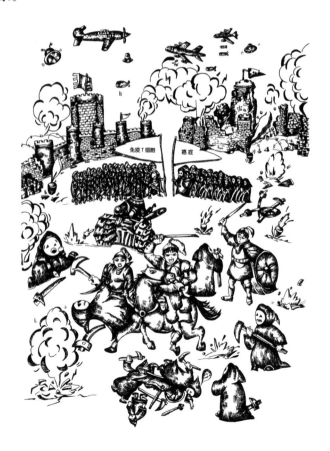

如果形容我们的身体是一个国家（人体国）——一个正常的国家，那么癌症也可以形容成一个国家（癌症国）——一个寄生于身体这个大国之中的小国。

人体国作为一个正常国家，在国防军力方面（人体免疫系统），大约有 400 亿兵员（T 淋巴细胞），数量上相当于我们地球总人口的 5 倍。如果按照正规军队三三制编制，应该有超过 100 万个集团军（军团）。在武器装备上，可以说是应有尽有，从古老的刀剑斧矛、铠甲战骑，到现代各式各样的武器和弹药（B 淋巴细胞产生的各种抗体）、特殊兵种和后勤保障系统等（细胞因子、NK 细胞），还有依靠外来帮助生产的各种现代化武器，例如，威力无比的原子弹和氢弹（各种化学疗法）、精确制导导弹（特异性单克隆抗体、靶向疗法）。身体的免疫系统作为人体国防军，其天职是保家卫国，消灭一切敢于来犯的敌人。

癌症国起源于突变基因，从原来的一群好公民，突然变成异己分子，一群坏人，并且逐步形成自己的疆域（癌症肿瘤）。

每一个癌细胞就是癌症国一名凶悍的恐怖分子。癌症国自成一套完整的国家组织架构，有领导组织体系、生长体系、后勤保障体系、生活体系、国防体系（例如，侦察部队、防空部队、导弹和反导弹部队、化学毒气部队、尖端武器部队），等等。对内实行不节制的生长和消费，不满足于现状，野心勃勃，对外实行恐怖主义和侵略扩张。

在癌症肿瘤出现的初始阶段，也就是出现癌症临床症状时，身体内就已经大约有 10 亿个癌细胞，相当于 3 万个集团军。然后，随着癌症肿瘤的体积不断增大，癌细胞也不断增多。在癌症晚期，甚至可以多达约 1000 亿个癌细胞，相当于 300 万个集团军，数量上已经超过人体国兵员（T 淋巴细胞）。

人体国与癌症国之间的战争强度远远超过我们现实生活中历史上任何一场战争。科技现代化的程度也是前所未有。大大小小的战争无数，打打停停也从来没有真正停止过。

从癌细胞开始形成，它就遭到人体国防军（T 淋巴细胞和 B 淋巴细胞抗体）以人海战术强有力的攻击和大力围剿。

大多数情况下，癌症国军队不堪一击，溃不成军。癌细胞在还没有形成国家（肿瘤）之前，就被击毙消灭，立国之梦破碎。但是，想要斩尽杀绝癌细胞几乎不可能，总有些癌细胞四处逃窜，通过躲躲藏藏、改头换面、隐姓埋名等逃避和伪装手段，逃脱人体国士兵（T 淋巴细胞）的火力，以至于不被彻底歼灭。

这些癌细胞往往在躲藏和等待多年后，在人体国防军放松警惕的时候（例如人体免疫力下降），或在人体国出现自然灾害的时候（例如身体某个器官感染），或在外来不良因素影响的时候（例如吸烟或过度饮酒），重新出动，星火燎原，卷土重来，企图再次成立癌症王国，与人体国展开一场场新的反击和殊死搏斗。

这时候（癌症出现临床症状），人体国防军开始需要联合外部势力（外科手术、化学疗法和放射疗法），还有其他的现代化武器，特别是近十年来的免疫疗法，犹如给人体国士兵（T 淋巴细胞）装备上各种精确的重磅导弹（单克隆抗体、CAR-T 疗法），对癌症国进行全方位、立体交叉的全面围剿和攻击、狂轰滥炸，还有定点清除、各个击破。

例如，近年来人体国装备的尖端武器之一——血管生成抑制剂（Angiogenesis Inhibitors），专门攻击和破坏癌症国后勤运输补给线（癌症营养血管），使得癌细胞饿死（萎缩）。

这些尖端武器分别是：

阿西替尼 Axitinib（Inlyta®）

贝伐珠单抗 Bevacizumab（Avastin®）

卡博替尼 Cabozantinib（Cometriq®）

依维莫司 Everolimus（Afinitor®）

来那度胺 Lenalidomide（Revlimid®）

乐伐替尼 Lenvatinib mesylate（Lenvima®）

帕唑帕尼 Pazopanib（Votrient®）

雷莫芦 Ramucirumab（Cyramza®）

瑞格非尼 Regorafenib（Stivarga®）

索拉非尼 Sorafenib（Nexavar®）

舒尼替尼 Sunitinib（Sutent®）

沙利度胺 Thalidomide（Synovir，Thalomid®）

凡德他尼 Vandetanib（Caprelsa®）

阿柏西普 Ziv-aflibercept（Zaltrap®）

癌症国也举国动员奋力抵抗，迅速修复被破坏的补给线，修筑大量的城墙和防空系统，一层又一层的防范屏障，形成一座坚固的围城。

另外，癌症国主动出击，使用各种反人类的化学武器和毒气（细胞毒素），也用尽各种现代化的战争手段。例如免疫检查点的失控，使得人体国士兵（T 淋巴细胞）无法辨认癌细胞，从而逃避被攻击。

经过长期（数年或数十年）的鏖战、围剿和反围剿，夜以继日大规模攻坚战和消耗战，人体国投入的士兵（T淋巴细胞）和癌症国的恐怖分子（癌细胞）千千万万不计其数，双方都损失惨重。

很多情况下，双方处于长期对峙状态，和平共处（癌症患者无症状存活数年或数十年）。

一些情况下，在双方数不尽的艰苦卓绝的消耗战役之后，在一次次巅峰对决之后，人体国最终无奈地轰然倒下，再也无力发起有效的攻击。此时的癌症国逐步占上风，全面出击、节节胜利、肆无忌惮地攻城略地（癌症转移），疯狂掠夺人体国国家资源（肿瘤恶病质），几乎没有留下任何让人体国能够星火燎原或东山再起的机会。最后的人体国（癌症晚期）已是百孔千疮、满目疮痍、弹尽粮绝、无力反抗，等待惨遭灭绝的末日到来。癌症国取得最后的胜利。

当战争硝烟散尽，胜负似乎已定，但是最终的结局是悲壮的，因为人体与癌症同为一体，双方同归于尽，共赴极乐。人世间万物皆空，只有宇宙天地永恒长存。

第一章　癌症定义

什么是癌症

癌症是由于细胞基因引起的一类疾病。可以确定地说，每一种癌症都具有其特殊的基因。

人们在生命的过程中，身体里某些基因会不知不觉悄然发生变化，经过一段时间的逐步演变，在某些外来或内在因素的诱导下，基因发生突变，导致细胞无序生长，形成一类特殊的异常细胞，并且不受正常控制地快速生长或扩散到其他部位，最后形成肿块（恶性肿瘤），同时，严重消耗身体的"精""气""神"，出现恶病质，破坏身体一些重要的器官，最终导致器官衰竭甚至死亡。在临床医学上，这类疾病被统称为癌症。

癌症是一大类非常复杂的疾病，导致癌症疾病的细胞基因各式各样，每一种癌症都具有各自的差异性，甚至每个癌症病人都有自己的个体特异性。

癌症可以生长在身体的任何一个地方。癌症疾病的种类超过100种。常见的癌症有肺癌、乳腺癌、胃癌、肝癌、前列腺癌、宫颈癌、食管癌、结直肠癌、脑癌、膀胱癌、胰腺癌、皮肤癌、淋巴癌、白血病等。

癌症根据其生长的过程大致可以分为两种：一种是要经过多个步骤的演变。从正常细胞开始，经过相当一段时间的癌症变化前期（癌变前期），癌症初始细胞形成，癌症肿瘤由小到大，从局部延伸到其他部位。例如，大部分实体肿瘤（肺癌、胃癌、肝癌、乳腺癌等），整个生长过程可能需要数年，甚至数十年。大多数的癌症属于这一种，通常称为癌症"实体肿瘤"。另外一种是发展迅速，从无到有，整个演变过程可能只有数星期或数月，例如急性白血病等，通常称为癌症"液体肿瘤"。所有癌症的唯一共同点，就是身体对它失去正常调节和控制，癌细胞无止境地生长、再生长。

癌症疾病具有多面性，临床医学上对它有多种认知：癌症是一种基因疾病、一种遗传疾病、一种免疫疾病、一种常见疾病、一种慢性疾病、一种老年疾病、一种现代人疾病。

在流行病学上，癌症疾病与父母双亲的遗传、自身基因突变、身体健康和精神健康状况、个人生活习性、周围环境、运气都有着千丝万缕的关系。

美国专家经过统计学调查，认为一个人的一生中罹患癌症的风险大约是41%。但是，相当一部分人不会出现临床上认定的癌症，没有任何症状，不影响正常寿命。在这41%的人群中，大约只有小部分的人群可能会发生临床上认定的癌症。

世界卫生组织（WHO）预测全球平均人口中有1/8的男性和1/10的女性在一生中将会罹患癌症。另外，也有专家推测大约每3或4个人中就有1个可能罹患癌症，但其中只有一部分出现临床症状。

从癌症实体肿瘤的组织结构来看，癌症肿瘤是一个完整而复杂的机能组织，不仅由癌细胞组成，还有外围组织，包括基质细胞、炎症细胞、脉管系统和细胞外基质等，构成一个特殊的以自我为中心的癌症微组织的结构和环境，并且能够自我生长、自我调节、

自我新陈代谢、自我保护、对外蚕食的"独立王国"。癌细胞示意
图如下：

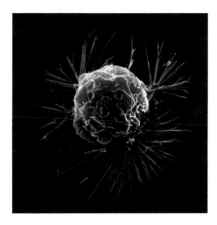

根据癌症发源细胞组织位置来进行分类，身体组织的干细胞
决定癌症发生的器官和部位。以下是癌症分类的常用名称。

恶性上皮肿瘤：来源于上皮细胞，发生在皮肤、器官、消化道
外表面细胞的癌症肿瘤。这是最常见的癌症类型，在所有临床癌
症病例中占 80% ～ 90%。

恶性间叶肿瘤：来源于肌肉、骨骼、软骨、脂肪或连接组织
的癌症肿瘤。

白血病：来源于白细胞或其细胞前体的癌症。

淋巴癌：来源于淋巴系统。

骨髓瘤：来源于骨髓细胞。

要提醒大家的是：①一般来说，肿瘤分为良性肿瘤和恶性肿瘤
两种，良性肿瘤不是癌症，恶性肿瘤才是癌症。②癌症和恶性肿
瘤这两个医学名词经常通用。③有些癌症不会形成肿块，但也是
癌症，例如血液系统的白血病。

癌症的发生

人们可能最想知道，癌症是如何发生的？为什么会发生？有哪些原因会造成癌症？严格地来说，目前我们还不完全知道癌症发生的确切原因和发展过程，但是科学家们已经知道一个大概的轮廓了。

癌症发生的原因是多样和复杂的，但是基本上可以归纳为四个主要原因：①身体内在基因状况。②外来影响因素。③身体健康状态或免疫机能。④概率或"运气"。

身体内在基因状况的范围包含：自发性基因突变、基因调控混乱、基因损伤、父母双亲遗传基因缺陷或先天性基因缺陷等。我们人体有 2 万多个基因，目前研究认为，其中与癌症有关系的有100 多个，这些就是所谓的癌症基因。如果这些癌症基因发生突变，癌症发生的可能性就非常高。大约有 5% 或更多癌症是由于父母双亲遗传的基因缺陷或先天性基因缺陷而引起的。

外来影响因素的范围广泛，例如，污染的空气、污染的土地、污染的饮水、吸烟、有害的辐射、有害的化学物质、有害的食品、不良的饮食习惯、过度饮酒、身体器官感染（例如，病毒性肝炎引起的肝癌）、肥胖症、年龄、缺乏运动等。大约有 50% 或更多的癌症是由于外来影响因素而引起的。早在十八世纪，英国伦敦一位叫 Percival Pott 的医生就提出癌症与外来影响因素的联系。他发现清理房屋烟囱的工人中，罹患阴囊癌的人比例非常高，并推测这是由于长期暴露于煤和焦油所引起的。吸烟引起肺癌，统计学表明 90% 的肺癌与吸烟有关。

身体健康状态或免疫机能的范围包含：身体的"精""气""神"。"精"代表身体的机能状态、新陈代谢水平、器官衰老程度，特别是身体的免疫功能；"气"代表身体能量和体力；"神"代表身体的精神状态。因此，真正的身体健康包括强壮的身体、良好的心理素质和精神状态、健全的器官功能，特别是自身免疫功能的强盛。如果免疫功能低下，癌症发生的可能性就非常高；如果身体免疫功能出了问题，癌症肿瘤才有可能会生长出来。身体衰老和年龄老化易导致癌症发生。但是，如果能够阻挡外来因素的影响，老年人罹患癌症的风险就会大大降低。大约 20% 或更多的癌症是由于身体健康或免疫机能低下而引起的。

近年来，美国有研究报道，一些癌症的发生是因为概率，或者俗话说的"倒霉"或"运气不好"。

实验室里观察到，在同样环境下的实验模型（干细胞分裂模型），没有发现任何特殊原因，而且用尽一切科学手段设法阻止基因突变的情况下，结果仍然有一些基因会发生突变，导致细胞出现异常分裂，形成癌症。

大约有 20% 或更多的癌症，是由于基因复制过程中随机错误引起的。为什么会这样？目前只能假设是概率，或者说"倒霉""运气不好"。确实，现实生活中有些癌症病例，患者生活起居正常，居住和工作环境优美，从不吸烟，无空气污染，无家族遗传病史，没有任何与癌症内在和外在因素有联系的迹象，但还是罹患癌症，这只能解释是"运气不好"。反过来说，有些人长期吸烟、过度饮酒、生活和工作在癌症疾病的高发区、空气严重污染、家族里有多个癌症病史、本人也携带癌症遗传基因，总之，理论上可以说罹患癌症的风险极高，可谓是"五毒俱全"，结果却没有发病，这可能也是因为"运气好"。

总的来说，有科学家推测，罹患癌症的小部分因素来自身体干细胞及其基因的随机突变，也就是"运气"问题。但是大部分是由于外来影响因素导致的。如果我们能够阻断这些外来因素，有相当部分癌症是可以预防的。

身体由数万亿个细胞组成，每个细胞无数次循环往复地完成生物遗传的生长过程。在人类千万年的进化过程中，身体内对DNA复制具有高度的可控性和精确性，有许多安全机制，对人体细胞控制得非常好，使得这些细胞循规蹈矩，万无一失地完成其一次次使命。

然而，在人的一生当中，在所执行超过万万亿次周而复始的细胞调节和控制中，不可避免地会发生一些错误，也就是基因出现错误，从而造成我们所说的细胞基因突变。

癌症的发生需要许多基因的错误。有研究表明，单个细胞中大约2万个基因，需要不同致癌遗传错误的基因数量至少为6个，才有可能发生癌症。

基因的错误越多，癌症发生的机会越大。人们对致癌因素接触越多，造成基因的错误就会越多。生命的时间越长（年龄增长），基因积累的错误也会越多。

总之，在大多数情况下，以上四者、或三者、或二者长年累月相互作用的结果，最终决定是否会发生癌症。

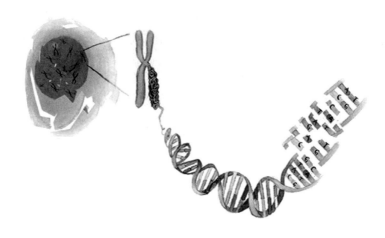

癌症理论

癌症是一种古老的疾病，伴随人类科学技术的进步，在不同时期有着不同的说法（理论），不同的学科也有着不同的理论。例如，基因学说、免疫学说、代谢学说、病毒学说、细胞损害学说、自由基学说等。

近三十年来，从基础医学研究的层面上，主流医学社会普遍认可的是"癌细胞基因突变理论"或"癌症基因学说"，还有"癌症的免疫理论"或"免疫学说"。

简单地说，癌症的发生是由于细胞基因突变，导致无法控制的细胞生长。基因学说的三个关键基因：①癌症基因（原癌基因），也就是可能引起癌症的基因。②癌症抑制基因，也就是控制癌症发生的基因。③ DNA 修复基因，也就是对正常细胞 DNA 或受到伤害的 DNA 进行保护和修复的基因。三者的因果关系导致癌症的发生。

癌症肿瘤的发展是由身体免疫系统功能和癌症的抵抗功能所决定的。免疫学的三个关键能力：①正常身体免疫功能，也就是消灭癌细胞的能力。②癌症组织本身自我保护能力，也就是癌细胞逃逸和抵抗的能力。③癌症组织本身对身体免疫功能的破坏能力，癌症组织会释放多种生物物质（毒素）或通过多种机制破坏正常的免疫系统对它的攻击。如同基因学说一样，三者的因果关系导致癌症的发展。

癌症生长、转移和致命

科学实验表明癌症的生长起源于干细胞。干细胞（Stem Cell）是身体内各个组织器官的原始细胞。干细胞数量越多，加上复制器官的速度越快，基因突变的可能性就越大，罹患癌症的风险也就越高。

大多数的癌症生长需要一个相当漫长的过程。癌症潜伏和生长过程可能需要数月、数年，甚至数十年。其发展过程可以简单划分为六个阶段。

第一阶段：细胞内遗传物质 DNA 受到损伤。造成 DNA 损伤的原因可能是多方面的和复杂的，例如，接触或暴露于某些化学致癌物质、放射性物质、可致癌的病毒等。但是，这时候身体内免疫系统还能够控制和维护细胞的正常生长和发展。这一阶段也就是所谓的"原始损伤期"。

第二阶段：细胞开始发生变异。细胞变异的数目由少变多，细胞变异的频率不断增加。身体内免疫系统开始攻击和清除这些变异的细胞。这一阶段也就是"细胞变异期"。

第三阶段：细胞变异造成癌症基因激活，开始形成具有特性的癌细胞。这些癌细胞千方百计地抵抗身体免疫系统对它们的攻击和围剿，同时开始形成癌细胞的自我保护机制，抑制和逃脱身体免疫系统对它们的攻击。这一阶段也就是"癌细胞形成早期"。

第四阶段：癌症基因全面激活，癌细胞开始生长。癌细胞释放破坏性物质，破坏身体内的正常免疫系统，造成免疫系统的攻击能力开始下降，同时继续完善和加强自身的抵抗和逃脱身体免疫系统对它的攻击。癌细胞在身体的某一个点、某一个组织、某一个器官内聚集和开始形成肿瘤。这一阶段也就是"癌细胞生长期"。癌症的临床症状可能开始表现。例如，肿块的出现。

第五阶段：癌细胞抱团形成坚固的原始基地，即原发性肿瘤。组织形成一个自我完善的微组织环境。癌细胞爆发性地迅速生长，大量释放破坏性物质，这时的身体免疫系统攻击能力不仅在数量上，而且在质量上已经处于下风。这一阶段也就是"癌细胞快速生长成熟期"。

第六阶段：癌细胞转移到身体其他部位生长。癌症生长形成肿瘤达到一定程度，原来抱团的癌细胞中的少数细胞开始具有迁移的能力，进入身体血液循环和淋巴循环，扩散到远处的器官。这些扩散的癌细胞或癌细胞破损而出的 DNA 抵达别处的组织或器官，可能会潜伏一段时间，然后癌症基因再度激活，癌细胞快速复制生长，形成转移性癌症肿瘤。癌症晚期的症状开始表现。这时的身体免疫系统攻击能力已经消失殆尽。这一阶段也就是"癌细胞转移期"，也就是人们所知道的"癌症晚期"。

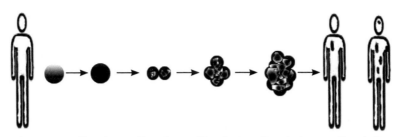

第一阶段　　第二阶段　　第三阶段　　第四阶段　　　第五阶段　　　　第六阶段

　　我们已经知道，癌症疾病发展的整个进程中，身体内的免疫系统是否能够控制癌症发展是最关键的因素。一方面，从细胞出现变异开始，身体的免疫细胞就对其进行围剿和攻击。另一方面，癌症在其发展过程中，不断形成自我保护机制，千方百计地抵抗身体免疫系统对它们的攻击和围剿，甚至可以主动发起攻击和破坏身体正常的免疫系统。双方之间进行的攻击与反攻击、围剿与反围剿、牵制与反牵制，就像是一场场旷日持久的游击战、消耗战、拉锯战和攻坚战，可能在身体内持续相当长的一段时间，可能是数年，甚至数十年。

　　另外一个起关键作用的是外来因素，任何影响或抵消身体免疫系统的因素都会影响癌症的发展进程。外来因素可以影响癌症基因是否被激活，也可能降低身体免疫系统的攻击能力。例如，空气污染和吸烟引起肺癌，过度饮酒和不良饮食引起食管癌、胃癌和肝癌，发霉食品黄曲霉毒素引起肝癌，幽门螺杆菌（Helicobacter

Pylori，HP）引起胃癌，人乳头瘤病毒（Human Papilloma Virus，HPV）引起宫颈癌，EB 病毒（Epstein-Barr Virus）引起鼻咽癌，紫外线引起皮肤癌。

癌症疾病发展可能的三种结局：

（1）身体免疫系统功能强盛，癌细胞被消灭或抑制，身体无恙。

（2）身体免疫系统与癌症双方博弈的僵持阶段，或者签订双方停火协议，健康与疾病长期共存。

（3）身体免疫系统与癌症长期博弈，最终身体免疫系统被消耗殆尽。

癌细胞肆无忌惮地生长和扩散，导致人体死亡。癌症到底是怎么致命的呢？

每个癌症病人的病情不同，最终造成死亡的原因也有所不同。一般来说，无论是原发性癌症肿瘤或者是转移性癌症肿瘤，都与癌症所在部位器官的损害或衰竭有关。癌症肿瘤细胞的无序快速生长都会造成正常器官组织的直接损害，还会压迫附近的组织和器官。例如，肺癌肿瘤直接破坏正常的肺组织细胞，造成局部出血（咳嗽、咳血），占据肺部空间，导致肺部氧气交换能力大为降低（呼吸困难），最后导致肺功能衰竭。另外，对晚期的癌症病人来说，癌症致死的主要原因可能不是某一个器官衰竭所造成，而是全身"精""气""神"的全面低下和危机，心理和生理功能多个系统衰竭。晚期癌症病人往往会出现"恶病质"，主要临床表现有精神极度低迷、营养严重不良、体重迅速下降、机体能量虚弱、免疫功能衰竭，最终导致身体多个器官功能衰竭而死亡。

癌症发病率

　　世界卫生组织发出警告：癌症的总体发病率在逐年增加。在全世界范围，2012 年被新诊断的癌症病例大约有 1400 万，2018 年新增癌症病例大约有 1800 万，2035 年将上升到 2400 万。

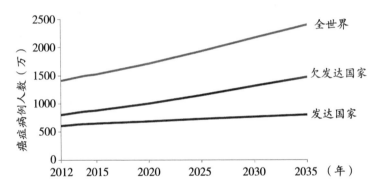

　　肺癌为男性癌症发病率之首，2012 年新诊断肺癌病例约 125 万，2018 年新增病例大约有 210 万。乳腺癌为女性癌症发病率之首，2012 年新诊断乳腺癌病例约 168 万，2018 年新增病例大约有 208 万。

　　在美国，2017 年新增癌症总病例大约是 169 万，2014 年统计各种癌症患病者大约有 1470 万。男性最常见癌症分别是前列腺癌、肺癌和结直肠癌。女性最常见癌症分别是乳腺癌、肺癌和结直肠癌。每年大约有 20 万美国妇女被诊断出乳腺癌（新增病例）。

　　在中国，2015 年新增癌症病例大约是 430 万，癌症死亡病例超过 281 万，占据全年死亡人数的 28.82%，居于世界首位。每天有超过 1 万人被确诊为癌症，每分钟新增 8 位癌症患者。

肺癌、胃癌和肝癌是中国最常见的三种癌症，其次是食管癌、结直肠癌、宫颈癌、乳腺癌和鼻咽癌。

在中国，肺癌在所有癌症中排名第一，每年新增肺癌病例大约 80 万人，占全世界新增肺癌病人的 64%。有数据显示近 30 年来肺癌发病率暴增（465%）。

从各年龄组癌症发病率情况来看，大部分癌症发生在 60 岁以上的年龄组。在美国，目前大约有一半以上的癌症发生在 65 岁以上的老年人中。有专家估计老年人罹患癌症的趋势会不断攀升，到 2030 年，有 70% 的癌症患者是 65 岁以上的老年人。

因为癌症总体发病率在不断攀升，癌症在年轻人中的总体发病率也随之升高。现实生活中，30 岁、40 岁和 50 岁罹患癌症的患者也常有出现。

癌症死亡率

在全世界范围，2018 年约有 1000 万患者死于癌症，每天约有 2.7 万，2035 年将上升到 1500 万。2018 年全球因癌症死亡人数如下：

全年肺癌死亡人数——176 万

全年肝癌死亡人数——78 万

全年胃癌死亡人数——78 万

全年乳腺癌死亡人数——62 万

全年结直癌死亡人数——55 万

在美国，2017 年大约有 60 万人死于癌症。仅是乳腺癌，每年就约有 4 万名女性被夺走宝贵的生命。

在英国，过去的 20 年中，癌症患者的死亡率已经大幅度降低，癌症死亡的病人中主要以老年人为主，有一半在 75 岁以上。

在中国，每年癌症死亡病例大约有 280 万，约占全球癌症死亡人数之最。癌症的总体死亡率大约在 50% 或更高。在过去 30 年，中国总体癌症死亡人数迅速增加，平均每分钟有 5 人或更多人死于癌症。

肺癌已成为中国癌症死亡的第一杀手。每年约有 60 万人或更多死于肺癌，占全部癌症死亡人数的 20% 以上。

全世界范围，约有 50 万儿童罹患各种癌症，癌症是儿童所有因疾病死亡的第一杀手。儿童癌症中最常见的是白血病，占了 30%～40%。癌症是造成美国 1～14 岁儿童死亡的第二大原因，仅次于意外事故。

值得欣慰的是美国的总体癌症死亡率在逐年降低。在过去的 25 年，美国癌症死亡率下降了 23%，到 2015 年有超过 200 万癌症患者免于死亡。

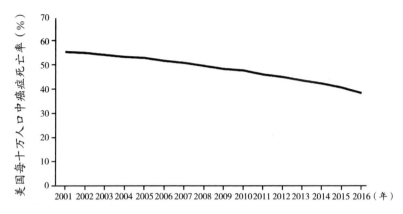

四大癌症（肺癌、乳腺癌、前列腺癌、结直肠癌）死亡率与过去 25 年前的相比较，女性乳腺癌的死亡率下降了 36%。男性前列腺癌的死亡率下降了 50%，结直肠癌的死亡率下降了 50%。男性肺癌死亡率下降了 35%，女性肺癌死亡率下降了 15%。

在美国，癌症整体死亡率降低的原因主要有以下几个方面：

（1）全社会对癌症疾病的公共教育和意识。例如，全社会大范围禁止吸烟，使得肺癌的发病率大为降低。

（2）国家健康卫生法律的约束。例如，公共场所（学校、机场、影院等）全面禁止吸烟。

（3）大面积人口的癌症相关预防措施。例如，全社会青少年，特别是女性，进行全面接种人乳头瘤病毒疫苗，使得女性宫颈癌发病率大为降低。

（4）提倡定期的身体检查和早期癌症发现。例如，通过乳房 X 线检查发现早期乳腺癌，并得到及时治疗，使得乳腺癌的死亡率大为降低。结肠镜检查发现早期结直肠癌，并得到及时治疗，使得结直肠癌的死亡率大为降低。

（5）不断改进的传统治疗手段（外科手术、化疗和放疗）和引入其他新型疗法。例如免疫疗法，使得病人得到比较完善和全面的治疗。

（6）先进的科学研究体系和先进的制药工业，使得许许多多的高质量新药不断问世。例如新型靶向药物，帮助许多癌症患者延长生命，特别是晚期癌症患者。

（7）强大和完善的全民医疗体系和制度，保障每个癌症患者在各自或当地的癌症医疗机构得到及时有效的治疗。大多数癌症病人在当地就能够得到有效的治疗，不需要到异地所谓更好或更强的医院。美国国家卫生部资料显示，对于大多数常见癌症，全国各地（区）的治疗措施没有差别，治疗效果也没有差别。

（8）鼓励全社会对癌症患者提供精神和物质关怀。例如，社会上有许多帮助癌症病人的政府和民间组织，帮助和关怀癌症患者和他们的家庭，给予他们精神和灵魂上的人文安抚，还有癌症医务工作者和医疗单位对患者的关心和指导。

（9）癌症治疗后，科学的康复措施，定期的身体复查，提倡健康的生活方式和习惯。

（10）美国政府和民间组织在防治癌症事业上投入了大量资金，2017年度超过950亿人民币，其中癌症药物花费大约为240亿人民币。对癌症疾病的资金投入在所有疾病中占比最大。

不得不说的50年前发生在美国的一个值得大家永远纪念的历史事件。1970年，这一年癌症疾病已经成为一个令人恐惧的重大公共健康议题，美国大众纷纷表达出希望政府能够治愈癌症的愿望。时任美国总统尼克松在1971年1月的国会演讲中做出回应，郑重宣示和承诺将带领大家征服癌症这个恐怖的疾病。1971 年 12 月 23 日，尼克松总统签署《国家癌症法案》，提出一系列专门针对癌症疾病预防和治疗的重大举措，例如，将癌症疾病独立于其他公共健康议题（疾病）之外，划拨专门的国家经费预算、成立全国性的癌症机构等。尼克松宣称："我希望在未来的岁月中，我们可以回顾这一天，这一行动是本届政府采取的最重大的行动。"这一法案的颁布被称为"向癌症宣战"或"癌症战争"。

癌症临床分期

癌症临床分期很有必要，它代表了癌症的发展阶段和临床症状的表现，可以帮助指导治疗方案的制订，预测癌症的复发概率。

在国际上，医学界把癌症（原发性恶性肿瘤）进行临床分期：1 期、2 期、3 期、4 期（罗马数字表示为 I 期、II 期、III 期、IV 期）；或者使用美国癌症联合委员会的最新临床分期：0 期、I 期、II 期、III 期和 IV 期，也就是所谓的癌症 TNM 分期系统。该系统使用数字表述病人身体癌症疾病的进展程度，也就是我们普通人常说的癌症早、中、晚期。

TNM 分期系统是被普遍接受的由国际抗癌联盟（UICC）建立的肿瘤分期体系。T、N、M 分别代表三个英文单词开头的字母，T 代表肿瘤（Tumor），N 代表淋巴结（Node），M 代表癌症扩散（Metastasis）。该系统专业地描述癌症肿瘤（原发性恶性肿瘤）的体积大小，癌细胞是否已经扩散到周围组织和淋巴结系统，以及它是否已经扩散到身体的其他部位（转移）。

T 指的是癌症肿瘤的体积大小以及它已经生长到附近组织距离的程度，它用数字 1、2、3、4 表示。其中的数字 1 代表癌症肿瘤是小的，4 代表癌症肿瘤是大的。

N 是指癌细胞扩散到周围淋巴结的程度，它用数字 0、1、2、3 表示。数字 0 表示周围淋巴结没有发现癌细胞，其他的数字 1、2、3 代表癌细胞扩散到淋巴结的程度。

M 是指癌症是否转移到身体的其他部位，它用数字 0 或 1 表示。数字 0 表示癌症还没有转移，数字 1 表示癌症已经转移到身体的某一部位。

例如，检查出的癌症已经扩散到个别淋巴结，但还没有转移到身体其他任何部位，临床病例表述是 T2N1M0。这也就提示癌症处于早期或早中期阶段。

如果检查出的癌症的体积较大，已经扩散到周围组织和多个淋巴结，并且已经转移到身体的其他部位。临床病例表述是 T4N3M1，这也就提示癌症处于晚期阶段。

另外，根据不同的癌症、不同的地区、不同的医院或者不同的医生，有的还加上其他字母（ABC）或符号以便更详细地表述癌症疾病的临床阶段。

根据 TNM 分期系统，将大多数类型的癌症分为四个阶段（期）。

第一阶段（期）：通常表述癌症肿瘤体积相对较小，并且局限在其初始的组织或器官中，癌细胞没有扩散到邻近的淋巴结，癌症没有转移。

第二阶段（期）：通常表述癌症肿瘤大于 1，还有少许癌细胞已经扩散到邻近的个别或少数淋巴结，但是癌症还没有转移。

第三阶段（期）：通常表述癌症肿瘤体积较大，癌细胞已经扩散到邻近多个淋巴结，但是癌症还没有转移。

第四阶段（期）：通常表述癌症肿瘤体积较大，癌细胞已经扩散到邻近多个淋巴结，并且癌症已经转移到身体其他的器官。这也常被称为转移性癌症。

近年来，有的医疗机构多增加了一个 0 阶段（期），表示癌症还处于细胞原位状态（In Situ），可能还没有形成明显的肿块。

一般来说，如果癌症处于 0 阶段或第一阶段，也就是大家认知的癌症早期，病人 5 年存活率（治愈率）往往在 90% 以上。如果癌症处于第二阶段或第三阶段，也就是大家认知的癌症中期，病人 5 年存活率（治愈率）往往在 40% ～ 60%。如果癌症处于第四阶段，也就是大家认知的癌症晚期，病人 5 年存活率（治愈率）往往在 10% ～ 15%。

癌症的临床分期非常重要，它有如下作用：

（1）帮助制订癌症治疗的方案。

（2）帮助判断药物的反应或治疗的效果。

（3）帮助预测治疗后康复或癌症复发的机会。

（4）帮助科学研究癌细胞发展的变化和机理。

第二章　致癌因素

遗传

环境

吸烟

饮食

饮酒

情绪

年龄

工作和职业

种族

体质

睡眠

感染

紫外线

身体激素变化

癌症是一类非常特殊的疾病。即使我们找到许多可能的致癌因素，找到它们之间的因果关系，也不能简单地理解成吸几天烟就会引起肺癌，吃几顿发霉食品就会引起肝癌，太阳下暴晒几次就会引起皮肤癌。癌症肿瘤的形成往往需要一个个漫长的时间，需要一次次大量的累积，需要一轮轮永无休止的博弈，最终导致癌症肿瘤。

但是我们可以肯定地说，长期暴露于致癌因素中，癌症可能就会发生。致癌因素包含外在因素和内在因素，例如，遗传、环境、吸烟、饮食、饮酒、情绪、年龄、工作和职业、种族、体质、睡眠、感染、紫外线和身体激素变化。

如果积极地注意并且消除或降低这些可能引起癌症的因素，选择健康的生活方式，那么，人们罹患癌症的风险就可以大大降低。

此外，对于已患癌症的病人来说，更需要提高警惕，尽可能地避免这些可能引起癌症的因素，从而帮助改善癌症治疗和康复的效果，还可以降低癌症复发的风险。

在美国，临床统计表明在所有癌症死亡人数中，有 30% 是由于吸烟导致的。烟草是臭名昭著的头号致癌因素。

在美国，饮食的问题、缺乏运动、肥胖或超重、不健康的生活方式等这些癌症相关因素，导致 25% ～ 30% 的癌症发生。

在英国也有类似的报道，半数的癌症是由于不良生活方式导致的。例如，吸烟易导致肺癌，喝酒易导致食管癌和咽喉癌，肥胖易导致乳腺癌，食用过多食盐易导致胃癌。

世界卫生组织的报告指出，三分之一的癌症死亡病例与个人的不良生活习惯或行为有关，例如，过度肥胖、每天食入的水果和蔬菜的种类和数量不足、缺乏运动、吸烟和过度饮酒。

全球的中低收入国家中，25% 的癌症病例与感染有关，例如，肝炎病毒、人乳头瘤病毒、幽门螺杆菌、EB 病毒等病毒感染。

遗传

癌症疾病是否可以遗传？罹患癌症的父母双亲是否会遗传给我们？我们的癌症是否会遗传给下一代？

我们知道人体细胞的细胞核内有 23 对基因（染色体），父母的许多生物遗传特性都会隐藏在这些基因里面。同样，一些具有罹患癌症风险的基因可以从父母遗传给孩子，通常这些基因被称为癌症遗传基因或遗传缺陷基因。目前医学界发现和确定的癌症遗传基因的种类和数量都极为有限，临床上可以通过一些检查帮助诊断是否携带这些特殊的癌症遗传基因。

大量的研究表明，携带这些癌症遗传基因的人并不意味着在其一生中肯定会罹患癌症，只能说日后罹患某些特定癌症的风险极高。据遗传学有关统计，有 2% ～ 5% 的癌症病例与家庭遗传有关，而绝大部分的癌症病例是由于后天性的基因遭到损害或变异而引起的，即所谓的"获得性突变"。

举例一，携带乳腺癌遗传突变基因（BRCA）的女性，其罹患乳腺癌的风险就非常高。专家认为，一些女性人群，如果她们的母亲在年轻时罹患乳腺癌，在她们未来的生命中，罹患乳腺癌的概率几乎是 100%。

举例二，患有一种遗传性非息肉结直肠癌（Lynch 综合征）家族史的人群，在他们未来生命中，罹患结直肠癌的可能性也非常高。

举例三，在美国研究发现，中国南方广西和广东的西江流域是鼻咽癌的高发区。这些地区的一些人移民到了美国，同样，他们中鼻咽癌发病率仍然极高。另外，这里要强调的是，即使这些移民（第一代）有的并没有发生鼻咽癌，但是他们中第二代的一些人却患上了鼻咽癌。与美国同样一起生长的本地人群或来自其他地区的移民后代进行比较，这一人群罹患鼻咽癌的比例极高。这一现象揭示癌症基因遗传或隔代遗传的可能性。另外，再一次表明癌症发病原因和机理非常复杂。有些人群携带某种癌症遗传基因，但是并没有发病。相反，有的发病或下一代或更下一代发病，这可能与许多其他的内在和外在致癌因素有关联。

环境

我们居住的环境与许多人体疾病的发生息息相关，癌症也不例外。研究表明，身体的细胞进行分裂和复制时，成千上万的基因进行表达，由此完成和控制生命的各种正常功能。如果有些基因表达出现故障、错误或突变，细胞的生长和功能将失去正常的控制，细胞会无限制地生长，最终导致各种癌症的发生。引起基因突变的祸首之一就是被污染的居住环境和工作环境。

快速的工业化和现代化伴随而来的是毁灭性的环境灾难和污染，包括我们呼吸的空气，我们生长的土壤，我们吃喝的食物和饮用水，我们接二连三的新家乔迁，我们周围自然环境的改变。大量的科学证据显示，长期暴露于被污染的环境中，一定会增加罹患癌症的风险。

举例一，空气污染的主要来源有工业、农业排放的有害气体，建筑工地的有害粉尘，汽车发动机的尾气，泥土和沙漠的尘埃，还有住宅供暖和烹饪。长期生活在严重空气污染之下，可能会引起许多癌症，特别是肺癌和膀胱癌。

在美国，研究者跟踪 120 万成年人长达 26 年时间，发现污染空气中 PM2.5 的浓度升高与罹患肺癌的人数成正比。2010 年全球有 320 万人死于空气污染，其中许多人死于肺癌。

举例二，现代工业化的生产造成的土壤和饮用水严重污染，对地球破坏的规模和程度前所未有。大量的工业废水、工业化学溶剂、各种废物流入土壤和水源（溪流、湖泊、江河和大海），这些污染物中含有许多致癌物质。在美国，从 2010 年到 2015 年对数千家自来水供应厂家的水样品进行分析，发现有许多污染物与罹患癌症风险增加有关。其中五个最普遍的饮用水污染物分别是：

（1）1，4-二恶烷（1，4-Dioxane）。这种污染物可能来自各种废物场所，化工工业泄漏和城市污水处理厂的排放。它与肝脏、胆囊和呼吸系统癌症有关。

（2）砷（Arsenic）。可能来自工业污染，它可以引起膀胱癌、肺癌和皮肤癌。

（3）铬-6（Chromium-6）。可能来自工业污染，它与食管癌和胃癌有关。

（4）水净化副产品（Disinfection Byproducts）。在自来水净化处理过程中，过量的氯等消毒剂与水中的植物和动物废物相互作用而形成的副产品，它与膀胱癌、肝癌、肾癌和结直肠癌有关。

（5）硝酸盐（Nitrate）。硝酸盐是一种肥料化学品，可能来自农业和工业的污染。饮用水中高浓度硝酸盐与结直肠癌、肾癌、卵巢癌和膀胱癌有关。

举例三，一些地区的土壤上生长的食物（如花生、玉米、坚果、大米等）容易被霉菌产生的一种有毒物质——黄曲霉毒素所污染。长期食用这类被污染的食物会导致肝癌。这些地区常被称为肝癌高发区。

举例四，全球有 80% 的鼻咽癌患者在中国，他们中的大部分来自南方的广西和广东。患癌的主要原因是 EB 病毒感染，也与当地生活环境以及生活习惯密切相关。EB 病毒是最早被发现的与人类癌症肿瘤有明显关系的病毒。

举例五，马兜铃酸为一种植物化合物，许多中草药和中药制剂含有该物质。研究表明，长期或过量服用马兜铃酸可能会引起肝癌。世界卫生组织将其定为一类致癌物质。

举例六，许多建筑装修材料、家具，甚至一些儿童玩具发现有甲醛超标问题。长期接触甲醛会增加罹患癌症的风险，例如，白血病。甲醛被称为家居健康的头号杀手。在我们的现代家居生活中要注意化学毒物甲醛的危害。

举例七，生活在放射线辐射暴露的地区。高剂量的放射线辐射可以导致甲状腺癌和其他癌症。

吸烟

吸烟是导致肺癌的直接原因，吸烟者罹患肺癌的风险比不吸烟者高出 30 倍。据统计，全部各种癌症死亡病例中大约有 30% 是由于吸烟所导致。90% 以上男性肺癌患者有吸烟史。

世界范围内，吸烟造成每年近 600 万人死亡。目前的发展趋势表明，到 2030 年，吸烟将会造成每年多达 800 万人死亡。在美国，每年吸烟造成的死亡人数超过 48 万人，每天死亡 1300 人，包括二手烟暴露而导致每年有 4 万多人死亡。在中国，2015 年约有 3.15 亿吸烟者，半数以上的成年男性都吸烟。

中国是世界上最大的烟草生产国和消费国。世界卫生组织预测，21 世纪将有 2 亿中国人死于吸烟。

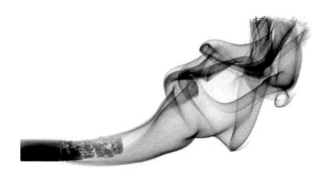

现实生活中，有人可能会说"某某人抽烟几十年（一辈子）也没得肺癌"。确实有为数不少这样的"幸运儿"或"超人"。这些人不发病的可能原因有很多，例如，身体的免疫力特别强、父母遗传特别给力、具有超强"抗癌症基因"、拥有充满正能量的家庭、经常坚持锻炼身体、开朗豁达的性情、远离其他致癌因素、特殊的生活方式等。但也有许多人不在这个范围内，不是"幸运儿"，也不是"超人"，包括笔者的几位亲人，他们都是长期吸烟导致肺癌而去世。

吸烟引起癌症，那么，是否可以通过其他的健康生活方式来抵消？也就是说，保持身体健康和健康饮食能不能保证远离癌症呢？实际上，降低罹患癌症风险的最佳方法是完全不吸烟和戒烟。

科学家发现，吸烟者的烟龄比每天吸烟的次数更强烈地影响罹患癌症风险。例如，每天吸烟 1 包连续 40 年，比每天吸 2 包连续 20 年更危险。

科学研究发现，烟草中含有许多致癌物质，例如，苯（Benzene）、Polonium-210、苯并［a］芘［Benzo（a）Pyrene］和亚硝胺（Nitrosamines）。长期吸入这些致癌物质，可以导致身体的许多基因损伤和发生变异，使受损害的细胞最终变成癌细胞。另外，香烟烟雾中的化学物质可以使吸烟者身体内中和或排除毒素的功能严重受损，并造成身体的免疫系统功能降低。

道理很简单：吸烟导致肺癌，不吸烟可以预防肺癌。

饮食

俗话说，"饮食男女""民以食为天"。饮食是人类赖以生存的必要条件，是人体生命活动的能量源泉。世界上的每个地方、每个人都有着自己世代相传的饮食习惯。

一般来说，正常的饮食是健康的，与癌症的联系不大。但是，如果选择暴饮暴食，过度进食一些不良食物，长期累积，加上现代农业、现代食品和现代食品加工的引入，例如，肉类残留的激素和抗生素、食物添加剂、防腐剂、营养强化剂、食品人工色素等。如果不注意，我们食用的食品就可能会伤害身体。

大量的研究表明，癌症与进食一些不良食物有关联。据相关统计显示，全部各种癌症病例中，大约有 30% 的病例是由于不良饮食引起的。难怪有人说："癌症是吃出来的。"

目前，大量的科学证据表明，我们吃的一些食品中含有各种不同的化学致癌物质，例如亚硝酸盐、多环芳烃分解类物质、苯并芘类物质、黄曲霉毒素等。这些化学致癌物质可以损害身体细胞的 DNA，如果细胞 DNA 长期遭到伤害，就会发生突变，突变积累和爆发，最后演变成癌症。因而提倡尽量少食用或避免食用这些不良食品。对普通的健康人是如此，对于那些癌症高风险人群和那些已经患有癌症的病人或癌症康复的人群更是如此。

流行病学研究表明，长期和过度食用不良食品会导致罹患癌症的风险增高。尤其是食管癌、结直肠癌、前列腺癌、胃癌等。

以下是一些可能要引起注意的加工食品或不健康食品：

腊制食品，包括腊肉、香肠、火腿等。

烟熏食品，包括烤串、烤肉、熏肉、熏鱼等。

腌制食品，包括鱼干、鱼酱、各种腌菜等。

油炸食品，包括油条、油饼、臭豆腐等。

发霉食品，包括受潮霉变的大米、麦、高粱、豆、玉米、花生等。

有害食品，包括含酒精饮料、槟榔等。

过热食品，长期食用过热的食物会引起食管黏膜慢性损伤，引起慢性炎症，增加局部癌变的风险。例如，食管癌、胃癌。

高糖食品，研究表明癌细胞特别喜欢"吃糖"，原因：①癌细胞表面的胰岛素受体明显地多于正常细胞；②癌细胞对糖的吸收远大于正常细胞；③癌细胞需要进行大量的糖代谢来维持其快速的生长。

饮酒

大家一般都会说，适度饮酒有利于健康。笔者也认同这样的说法。但是，越来越多的科学实验和临床数据表明，在当今一些不健康生活方式影响下，长期过度或过量饮酒可能会导致罹患癌症的机会增加。下面我们分析一下为什么饮酒可以致癌。

酒或酒精饮料里面的主要成分是乙醇（酒精）。乙醇（有害进入人体后，停留在肝脏里，通过乙醇脱氢酶（ALDH）的作用，氧化转变成乙醛（有害）；乙醛再在乙醛脱氢酶作用下，进一步氧化转变成乙酸（无害）；最后这些无害的乙酸可以为其他生物利用或通过肾脏（尿液）排泄出去。

如果这样的代谢能够及时完成，乙醇和乙醛对身体的坏处和伤害可以明显降低，但还是不能完全消除酒精对身体的伤害。科学实验证据表明，如果乙醇—乙醛—乙酸的代谢过程出现问题将可能会导致癌症的发生。目前发现，主要问题是它们的代谢中间物——乙醛。

许多的动物实验研究发现，乙醛可以引起细胞的染色体和DNA损伤，可以破坏血液干细胞内的DNA，改变细胞内的DNA正常编排序列。这些DNA受损最终可能会导致癌症的发生。

酒精在身体的代谢过程中，正常情况下，身体会产生一系列的自我天然保护措施。例如，身体里的各种不同的生物酶，有助于保护细胞的DNA和逆转不同类型的DNA损伤。其中的一个保护措施是乙醛脱氢酶的分解作用。这些酶会及时将有害的乙醛分解成乙酸，然后排出体外。显然，身体里的这些酶是天然保护措施的关键。

很遗憾，全世界有相当数量的人群，特别是在我们亚洲人当中，先天性地缺乏这些酶（主要是乙醛脱氢酶）。有的人体内携带有缺陷的这些酶，有的人体内无法激活这些酶，有的人体内这些酶的活性被其他因素所抑制或阻断。总之，无法完全分解乙醛或无法有效保护身体免受乙醛的伤害，造成身体内的乙醛堆积，甚至乙醛中毒。这样的身体状况被称为"酒精过敏体质"。

例如，大约 50% 的亚洲人身体内含有一种线粒体变异基因（ALDH2），这种基因会抑制身体乙醛脱氢酶的活性，导致乙醛不能分解生成乙酸，酒精代谢出现问题。

酒精过敏体质的人，在饮酒以后的表现是众所周知的喝酒脸红和各种过敏症状反应。常见的症状：身体皮肤发红、皮肤出现红斑点、皮肤起疙瘩、皮肤瘙痒、心跳加快、呼吸急促、恶心、视野模糊等。因此，这些酒精过敏的人群，要特别警惕饮酒对身体可能造成的伤害。另外，较高浓度的酒精堆积在胃肠道、肝、脑或身体其他器官，可以引起器官直接损害。

据推测，饮酒可能导致癌症是一个相当漫长的过程。长年累月过度饮酒或过量饮酒，特别是酗酒，会长期伤害身体组织器官，例如肝硬化；加上各种其他不健康因素的影响，例如吸烟、不健康的生活和工作环境、不健康的饮食、不运动等，最终导致癌症的发生，例如肝癌。

很早以前，世界卫生组织、美国临床肿瘤学会和世界上许多工业化国家都明确指出，酒精（乙醇）或乙醛（代谢中间产物）是重要的致癌因素，它和香烟一样，被列为一类致癌物质。

特别要提醒大家的是，饮酒（酒精）加上吸烟（香烟）会明显增加罹患癌症的风险，且风险一定会高于单独饮酒或吸烟。因为酒精可以帮助和加速烟草中的有害化学物质吸收进入口腔、喉咙、胃肠道、肝脏等组织器官的细胞。另外，酒精也可能限制或阻碍身体正常细胞修复由于烟草化学物质造成的 DNA 损伤。

临床统计学表明，长期过度或过量饮酒可能导致的癌症：肝癌、胃癌、胰腺癌、食管癌、咽喉癌、结直肠癌和乳腺癌等。

情绪

　　情绪和精神压力本来就是我们大家正常生活和工作的一部分。但是，如果长期或慢性的负面情绪和精神压力无法得到有效纾解，就会对身体的健康造成伤害，而且与癌症有着密切的关系。情绪压抑和怨恨在癌症的发展中起着至关重要的作用。

　　有专家指出，长期或慢性的情绪和精神压力可以触发或激活身体癌症基因的突变，例如 ATF3 基因和 RAS 基因。同时还可以改变身体一些控制癌症的机能，使得癌细胞可以自由地生长。另外，也可以帮助营造癌症肿瘤生长需要的微环境，例如，刺激癌症肿瘤内部营养血管的形成。

　　笔者在读研究生时，有两位同学，平时不喜欢与旁人说话，性格孤僻，看似天天都是闷闷不乐，两三年后都因罹患癌症相继去世。当时我们都很年轻，他们的过世，使笔者相当震惊和恐惧。也让笔者在很早的时候就知道情绪是非常重要的，情绪不好是可以致命的。

　　现在，已经有大量的科学证据表明，性格忧郁、感情不外露的人罹患癌症的概率非常高，比正常性格的人高出 15 倍。

　　如果一个人长期处于心情不好、精神焦虑、抑郁、沮丧、苦闷、恐惧、悲哀等不健康的情绪中，将会严重导致身体神经系统、消化系统、免疫系统和内分泌系统功能的失调。

　　情绪压抑和怨恨可以引起身体应激激素（压力荷尔蒙）的分

泌增加，长期的过度分泌会导致身体免疫系统功能被抑制。如果身体免疫系统的功能混乱或低下，就无法阻止癌症发生和发展，癌症肿瘤得以快速发展。例如，乳腺癌、消化系统和淋巴系统癌症。

有专家指出，易罹患癌症人群的一些情绪特征似乎是情感压抑、沉默寡言、孤独感、内心的痛苦或创伤、内心的愤怒或怨恨，也就是所谓的"癌症人格"或"癌症性格"。

美国疾病控制与预防中心（Centers for Disease Control and Prevention，CDC）指出，在所有疾病患者中，有85%的患者有负面情绪因素。情绪压抑类型的人往往更容易患病，特别是与免疫系统相关的疾病，如类风湿性关节炎、感染和癌症。

年龄

年龄与癌症发生有着密切的联系。因此我们常常被告知"癌症是一种老年病""癌症是一种衰老病"。

毫无疑问，随着我们年龄增长，罹患癌症的风险也在增长。无论男女，癌症发病率从40岁以后开始迅速增长，特别是年龄在65岁以上的老年人。

据统计，所有癌症病人一半以上是60岁以上的老年人。根据美国国家癌症研究院的数据，25%的新增癌症病例发生在65～74岁的人群中。

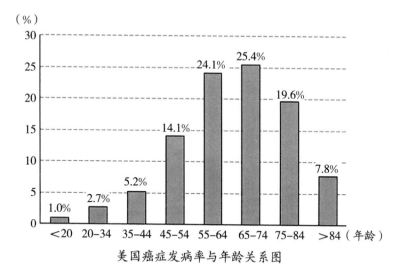

美国癌症发病率与年龄关系图

癌症是老年人群中最大的病魔。许多人是突然发病，发现时往往是癌症晚期，并且有多处扩散和转移。其中的主要原因是老年病人对癌症的症状不敏感，特别是癌症发展的早、中期症状。

另外，许多老年人对癌症引起的症状，往往误认为是小毛病，能够挺过去。有的认为人老了难免有些身体的不适，因而不愿意告诉或麻烦身边的人。

老年人常见的癌症有肺癌、乳腺癌、前列腺癌、肝癌、胃癌和结直肠癌，还有癌症晚期转移的肾癌、脑癌或多发性骨癌。

随着年龄的增长，我们的身体在逐渐衰老，为什么这时候罹患癌症的风险会增加？目前科学家有多种解释，例如细胞损害学说、自由基学说、DNA甲基化学说、免疫功能衰老学说等。

1. 细胞损害学说

在生命的过程中，我们身体内的细胞会有各种不同程度的正常磨损。随着时间的推移、年龄的增长，这种磨损会逐渐增加和严重。另外，一些不良的习惯和生活方式可能也会加快细胞的磨损，例如长期劳累、睡眠不足、饮食不注意等。这些磨损的细胞容易引起突变，导致癌症。

随着年龄的增长，长年累月暴露于相关的致癌因素，例如吸烟、过量饮酒、阳光暴晒、辐射、环境中的化学物质、食物中的有害物质等，这些有害物质长年积累，长期毒害和损害身体内相关组织和细胞，使得受损害的细胞在 DNA 分裂的过程中，会造成许多基因的错误，突变也会更多，从而容易导致癌症。此外，随着年龄的增长，一些组织和器官的慢性炎症，也会导致细胞的长期损害，造成基因的错误就会越多，最终导致癌症发生。

2. 自由基学说

自由基（Free Radicals）是身体细胞内新陈代谢过程中产生的一类活性物质或副产物，这些物质只有单数的原子或分子（不饱和电子物质），其特点是非常活跃和具有不稳定性，与人体的衰老和疾病有着密切关系。

我们的身体由数万亿个细胞组成，年轻时，身体内的健康细胞很少产生自由基，所以我们表现出年轻的状态。随着年龄增长，当组织老化时，健康的细胞不再完美，出现过多的自由基。

过多自由基的组织特征是细胞氧化损伤（生锈氧化）和衰老（脂褐素堆积）。过多的自由基会破坏细胞核内蛋白质分子，造成蛋白质代谢发生烷基化，蛋白分子出现异常。另外，过多的自由基会妨害 DNA 正常损伤的修复功能，导致细胞代谢混乱、基因突变，最终导致癌症发生。

3. DNA 甲基化学说

有研究表明，年龄老化导致多种癌症发生可能与细胞 DNA 甲基化有关联。DNA 甲基化是指细胞内 DNA 活动过程中出现的 DNA 甲基，正常 DNA 甲基化作用是帮助控制细胞基因的表达，是身体细胞的几种遗传机制之一。正常健康细胞与癌细胞都会进行甲基化的过程，但是，如果细胞的 DNA 甲基化出现增多，甲基化程度越高，将会更容易出现错误或异常的甲基化，从而导致细胞癌变的风险增加。一般认为，异常 DNA 甲基的出现是癌症的开始阶段。

在美国，研究人员使用含有 27000 个特定甲基化位点的微阵列分析了 1000 名女性的血液样本，近三分之一的部位显示与年龄相关的 DNA 甲基化增加。DNA 甲基化似乎是正常衰老过程的一部分。年龄相关的甲基化可能会使某些基因的表达失效或失常，从而使细胞更容易转变成为癌细胞。

4. 免疫功能衰老学说

年龄老化伴随着身体各个系统功能的低下和老化，特别是身体内分泌系统功能和免疫系统功能低下和失控，使得癌症得以逃脱身体免疫功能对它的攻击，癌细胞可以不受制约地无限生长。

有美国专家称："我们一生都有癌前细胞的出现。但是当我们年轻时，我们的免疫系统非常强大，能够找到这些细胞并杀死它们。随着年龄的增长，我们的免疫系统会减弱，并可能无力量来对付这些癌前细胞。"

当我们年老时，生理器官功能不可避免地下降、内分泌激素下降、调节功能混乱、各种细胞衰老、营养需求减少、新陈代谢减慢。相反，癌细胞生长活跃、营养需求大增、新陈代谢旺盛。

两者此消彼长，注定了老年期是癌症发生的主要时期。

现实生活中，对于年轻人来说，各种癌症也都可能会发生，但是发病的比例肯定小于老年人。

值得注意的是，有些特殊的癌症倾向于发生在年轻人中。例如，三阴性乳腺癌（TNBC）。三阴是指雌激素受体（ER）、孕激素受体（PR）和人表皮生长因子受体（HER2）均呈阴性，是一种非常凶险和特殊类型的乳腺癌。这类癌症约占所有乳腺癌的15%～20%，常常发生在30～40岁的妇女中，有的甚至更年轻。这类癌症的病情往往更凶猛，治疗上更具挑战性。还有，白血病常常发生在青少年身上。

工作和职业

长期工作和暴露于特定工作环境，受到各种致癌因素的污染和影响，罹患癌症的风险也会增加。由于工作环境引起的癌症，统称为职业性癌症。

目前，世界卫生组织认定大约120种物质为人类致癌物质。其中大约有20种物质，它们的致癌性极高，例如苯、砷、镉、氡、环氧乙烷、苯并芘、二氧化硅、电离辐射、紫外线辐射、放射线、石棉等。

另外，被认定与职业或工作环境有关联可能的致癌物质：农业杀虫剂、农业化肥、重型机器排放的尾气、职业美容美发使用的一些化学物质（如染发剂）、美甲师和修脚师使用的一些化学物质（如甲醛）等。

常见的职业性癌症高风险行业：石化、铝、焦煤炭、钢铁铸造、橡胶、油漆、化学实验室、石棉场所、现代农业、建筑、塑料、电焊等。

在美国，专家认为引起高度紧张和压力的工作（Stressful Jobs）或影响正常睡眠作息的工作也属于职业性癌症高风险的行业。

大量的流行病学调查和科学研究表明，这些与工作职业有关的致癌物质会严重破坏身体的组织、器官和细胞，损伤细胞基因。经过相当一段时间的积累，在其他一些不利因素引导下，就可能诱发癌症。

世界卫生组织国际癌症研究机构调查发现，在全球范围，所有癌症中大约有15%是工作环境因素引起的，每年导致大约150万人死亡。

在美国，大约有4%的癌症与工作环境因素有关联。一般认为，需要经过持续多年，甚至几十年暴露于致癌物质才会导致癌症发生。

常见的职业性癌症：肺癌、膀胱癌、肾癌、皮肤癌、乳腺癌、胃癌、淋巴瘤、白血病和脑癌。

种族

全人类不同人种和族群都有可能会罹患癌症，也会有共同或相似的癌症。人类都需要呼吸、饮食和工作。例如，肺癌与呼吸道有关，食管癌和胃癌与消化道有关。但是，有些癌症在不同的人种中会有一定的差异。

有两种现象表明癌症与人种关系密切：一是同一种癌症的发病率在不同的人种中表现不同，二是有些癌症选择性地发生在不同的人种身上。

根据美国疾病防控中心 2013 年度报告，同一种癌症，如乳腺癌，在 10 万人口中的发病率，白人妇女发病率第一，非洲裔妇女第二，西班牙裔妇女第三，亚裔（太平洋岛国裔）妇女第四，美洲印第安人（阿拉斯加原住民）妇女第五。

另外，癌症的死亡率也因为族群的不同而不同。例如，非洲裔病人的总死亡率是在所有族群中最高的。

造成这些癌症发病率或癌症死亡率与族群之间差异的原因是复杂多样的，可能原因主要是各种不同的遗传因素和生物因素。例如，一些癌症突变基因的出现，不同的生理特性和体质，不同的生活和饮食习惯，不同家庭的经济状况，不同的医疗保障条件，等等。

有些癌症的发生与不同的种族有关联，不同的人种身上发生一些不同的癌症肿瘤。这一现象可能与不同人种的基因构成的差异性有关。

在美国，有一种表皮生长因子受体基因突变（EGFR 突变）的非小细胞的特殊肺癌，在亚裔人口中的患病率远远超过西方人种，而且大多发生在不吸烟的亚裔女性群体中。在美国，还有一种常见的癌症，称为慢性淋巴细胞白血病（CCL）。这种癌症常常发生在非洲裔的美国人身上，但此种癌症在亚裔人群中却很少发生。

还有另外一个重要例子就是鼻咽癌。据统计，全球有 80% 以上的鼻咽癌患者来自中国南方（广东、广西）和东南亚地区。

大量的科学证据表明，鼻咽癌主要是由 EB 病毒引起的，并且与当地的地理环境、生活和饮食习惯密切相关。

即使在美国，鼻咽癌也主要发生在来自这些地区的亚裔人群中，其鼻咽癌的发病率比美国欧洲裔和非洲裔高出大约 100 倍。

更要提醒人们注意的是，在美国，来自这些地区特别是中国南方的第一代移民当中的鼻咽癌发病率远远高出美国当地人群。但是，这些第一代移民人群的发病率已经低于他们原来生活地区（中国南方）的发病率。他们的下一代在美国出生和生活，许多人也从未去过亚洲或中国，他们中的鼻咽癌发病率虽然比第一代移民明显降低，但是仍然要比当地人群高出许多。

这些现象给我们三点提示：

（1）人类种族基因构成不同，造成对某些特定癌症的易感性可能不同。

（2）不同生活环境，即外来的因素，可以改变癌症的易感性。

（3）癌症基因或癌症易感基因是可以遗传的，甚至可以代代遗传或隔代遗传。

另外，在许多情况下，不同的人种和族群居住在不同的国家或地区。世界卫生组织的报告指出，一个国家的经济条件的好坏可以影响罹患癌症的风险，特别是癌症的死亡率。全球大约70%的癌症死亡病例发生在中低收入的国家。

体质

不同的体质与癌症发病的关系还没有得到确定。但是，大量的临床数据表明肥胖会增加癌症发生的风险和癌症复发的风险。包括乳腺癌（特别是绝经期女性）、结直肠癌、子宫内膜癌、食管癌、肾癌、胰腺癌和胆囊癌。

肥胖是一种复杂的疾病，而不仅仅是美容方面的问题。肥胖会增加许多身体疾病的风险，例如心脏病、糖尿病、高血压和一些癌症。

肥胖体质可能引起身体内新陈代谢功能异常，内分泌系统功能紊乱。肥胖体质身体内的胰岛素和生长因子水平往往比较高，从而会促进癌症的发生和复发。另外，身体内长期大量的雌激素分泌和维持在较高水平，也可能促进多种癌症的发生。

美国的研究表明，成年女性在正常体重基础之上，每增加5千克，其绝经后发生乳腺癌的风险相应增加11%；发生子宫内膜癌的风险相应增加39%；发生卵巢癌的风险相应增加13%。成年男性体重每增加5千克，发生结直肠癌的风险相应增加9%；肾癌发生的危险也相应增高。

美国的临床统计显示，10%的乳腺癌是因为身体肥胖而引起的。

另外的研究表明，一些癌细胞与脂肪组织关系密切。例如，黑色素细胞瘤和皮肤癌。脂肪组织可能成为癌细胞生长的肥沃土壤，帮助癌细胞更容易扩散。

欧洲的流行病学研究表明，身体的身高与罹患癌症的风险可能有一定关系。高个子女性与矮个子女性相比较，高个子女性罹患乳腺癌的概率要高出 20%。高个子，不论男女罹患皮肤癌的概率增加 30%。

这些现象表明，癌症的发生可能与身体的细胞数量和体积有关。一种说法是，身高越高，体内细胞越多，细胞基因的突变概率也就相应提高。

睡眠

长期睡眠不足或昼夜节律紊乱会损伤人体"生物钟"，造成身体内分泌功能紊乱。例如，褪黑激素是人体在睡眠时大脑分泌的一种激素，在调节人体的睡眠周期中起重要作用，也可以帮助调节身体细胞的生长和修复。长期睡眠不足或昼夜节律紊乱会引起褪黑激素水平下降，这使得身体细胞的生长和修复的功能下降。

另外，有研究表明长期睡眠不足也会导致身体产生过多的雌激素，长期过多雌激素是引起乳腺癌和其他癌症的危险因素。

近年来，越来越多的研究表明，长期睡眠不足（失眠症或平均每天睡眠时间少于 6 小时）与一些癌症的发生有密切关系。另外，长期昼夜节律紊乱与一些癌症也有一定的关系。长期睡眠不足导致身体免疫功能降低，免疫细胞数量下降，受损害细胞不易修复。

睡眠时间的长短和身体生物钟的时间会直接影响至少两种身体激素的分泌，一种是皮质醇激素，另一种是褪黑激素。而这两种激素会影响癌细胞的发生。

正常情况下，睡眠几小时后这两种激素在身体内达到高峰。它们有助于调节免疫系统功能和抗氧化功能，有助于防止身体细胞损伤。有证据表明，如果晚上睡眠太少，身体的免疫系统就会受到损害。简单地说，睡眠担负着身体自我修复、自我疗伤、对抗疾病和精神健康的重要责任。

有人说的好："现在腾不出时间睡觉的人，将来迟早会腾出时间来生病。"

对于成人来说，每天至少睡眠 7～8 小时是非常必要的。身体内的日常磨损的修复大部分都发生在睡眠期间。睡眠不足会导致身体一些器官组织修复障碍，引起低度炎症，这与许多癌症的发生有关联。

美国的研究表明，长期睡眠不足可能会增加罹患癌症的风险，包括乳腺癌、前列腺癌和结直肠癌。

例如乳腺癌。2012 年的一项研究表明，在一些确诊的女性乳腺癌患者当中，调查她们诊断出乳腺癌前两年的平均睡眠时间，发现这些妇女长期睡眠不足。

例如前列腺癌。研究人员对 2102 名男性进行了调查，发现长期失眠男性罹患前列腺癌的风险高出正常睡眠人群 2 倍。

例如结直肠癌。2010 年的一项研究表明，睡眠不足可能导致结直肠癌的发生。在 1240 名人群中被诊断患有结直肠癌的病人，他们的平均每晚睡眠时间少于 6 个小时。研究人员推测，每晚睡眠不足 6 个小时的人罹患结直肠癌的风险增加 50%。

研究还发现，由于轮班工作导致人体长期生物钟被打乱或昼夜节律紊乱的人群罹患癌症的风险增加。例如，女性与乳腺癌，男性与前列腺癌。人体生物钟的紊乱会影响许多生理功能，特别是免疫系统、内分泌系统和胃肠道的消化系统。

感染

一些引起人类感染的细菌和病毒，在一些特殊的条件下可能是导致癌症发生的诱因。

我们已经知道，一些炎症性疾病，特别是一些长期慢性的炎症，例如，胃溃疡、慢性胃炎、结肠炎、胰腺炎和肝炎，分别会导致胃癌、结直肠癌、胰腺癌和肝癌发生的风险增加。在这些慢性炎性组织中，免疫细胞会产生含有氧和氮的高反应性分子或感染因子，过多的这些物质会造成组织中的 DNA 损伤。另外，炎症会刺激细胞分裂增加。分裂细胞增加和过度的 DNA 损伤可能引起细胞突变而发生癌症。

据统计，10%～20% 的癌症死亡病例是由于某种长期慢性感染所导致。全球范围，每年大约有 200 万癌症新病例可能与感染有关联。

已经知道的癌症相关感染细菌主要是幽门螺杆菌。幽门螺杆菌是一种螺旋形细菌，主要生长在人体胃内部的黏液层。研究发现幽门螺杆菌已经与人类共存了数千年，该细菌主要是通过接触受污染的食物和水传染，还有通过唾液传染。大部分人群在儿童时期受到感染，然后携带该细菌，在大多数情况下不会引起身体不适，但在一些条件下，会导致身体疾病的发生，包括常见的消化道溃疡病（十二指肠溃疡）和一些癌症。一般来说，通过服用特殊剂量的抗生素可以根除身体的幽门螺杆菌。

早在 1994 年，世界卫生组织就认定幽门螺杆菌为一种致癌物。幽门螺杆菌可以导致胃癌。胃癌是死亡率最高的癌症之一。有临床证据表明大约有 70% 的胃癌是由于长期幽门螺杆菌感染的慢性炎症而引起。

已经知道的癌症相关感染病毒：人乳头瘤病毒（宫颈癌和其他癌症）、EB 病毒（鼻咽癌）、卡波西肉瘤疱疹病毒（卡波西氏肉瘤和原发性渗出性淋巴瘤）、乙型和丙型肝炎病毒（肝癌）、细胞白血病病毒（白血病）等。

笔者在 20 世纪 70 年代就读广西医学院（今广西医科大学）时，看到的第一个癌症病人就是患鼻咽癌的中年男子。当时自己的心情非常恐惧和愧疚。恐惧是害怕癌症，愧疚是自己没有能力驱除他的病魔。

是什么引起鼻咽癌？目前大家认为是 EB 病毒。EB 病毒是疱疹病毒家族的成员之一，也称为人疱疹病毒 4 型，它是最常见的人类病毒之一。EB 病毒最早在非洲发现。1964 年，两位英国科学家证明该病毒存在并以自己的名字命名。

EB 病毒已经遍布全球。大多数人在其生命中的某个阶段会感染上该病毒。最常见的传播途径是通过体液（主要是唾液），EB 病毒通过感染者使用过的物体进行传播。例如，共用相同的杯子、餐具或洗漱具，孩子们玩具接触、分享饮料和食物，接吻，等等。另外，也可以通过血液和性接触进行传播。

EB 病毒侵入体内后，它的发展和去向分为三个阶段。

阶段一：具有病毒活性的初始活跃感染期。

阶段二：潜伏（隐藏）期。病毒可以无限期地在身体免疫系统的 B 细胞里面躲藏和休眠。

阶段三：可能出现的再激活（爆发）期。在某些外来因素和身体内部功能改变的情况下，EB 病毒会感染和破坏身体一些部位或器官，从而引起鼻咽癌和淋巴癌等。

许多人在童年时期就感染了 EB 病毒。儿童的初始感染通常不会引起症状，或者引起类似轻微普通感冒的症状，在 2～4 周内会好转。可以说，大多数 EB 病毒的初始感染未被注意。之后，一部分 EB 病毒寄宿于身体的上呼吸道的上皮细胞，包括口腔咽喉部和唾液腺的上皮细胞，EB 病毒必须定期进行自我生命周期的复制，不断地产生新的 EB 毒病。而这些新的 EB 病毒再通过唾液传染给别人。

一般可以通过检测血液中 EB 病毒抗体来确认是否感染 EB 病毒。世界上 90%～95% 的成年人 EB 病毒抗体呈阳性，说明已经感染 EB 病毒，并且终身携带病毒，但是绝大多数人群身体无不适反应，没有任何临床症状，也没有引起疾病。

医学上大家公认，EB 病毒是第一个被发现的人类肿瘤病毒。在一些特定地区、一些特定人群、一些特定情况下，EB 病毒可能引起几种类型的癌症，其中之一是鼻咽癌。鼻咽癌是中国广西和广东一带常见的癌症。尽管如此，在中国绝大多数感染或携带 EB 病毒的人并未患上鼻咽癌。

大量的临床资料证明，鼻咽癌具有一定的家族遗传性和地区人口遗传性。目前，美国食品和药品监督管理局（FDA）还没有认可哪种疫苗可以预防 EB 病毒感染。

EB 病毒如何引起鼻咽癌？鼻咽癌为什么具有遗传性？目前为止，科学家还没有给出明确答案。

另外一个引起癌症的恐怖元凶病毒——人乳头瘤病毒，是一大类由一百多种结构相似的病毒组成的病毒群，通常是通过皮肤接触感染。

研究表明，在大多数情况下，对于其中的大部分病毒，人的身体能够自行清除其感染，身体无恙。只有一小部分的人乳头瘤病毒可以导致癌症的发生。这些病毒感染的部位主要分布在身体的生殖器以及周围组织，是美国最常见的性传播感染病毒。大多数感染人群没有明显的症状，病毒可以在人体内潜伏多年或在局部组织长期慢性感染，一旦身体免疫功能下降或在其他条件的影响下，病毒感染的区域细胞就可能会发生癌变。目前已经确定几乎所有的宫颈癌都是由人乳头瘤病毒感染引起。

紫外线

紫外线（UV Radiation）是一种电磁能量的物理射线，太阳、人造太阳灯和日光浴都会有紫外线辐射。

太阳光对我们皮肤伤害主要是由于紫外线辐射造成的。紫外线是从太阳到达地球的电磁光谱的一部分，是我们肉眼看不见的。紫外线根据波长，可以分为紫外线 A（UVA，长波 320 ～ 400 nm）和紫外线 B（UVB，短波 290 ～ 320 nm）两种，其中 UVA 射线的含量最高，大约占 95%。

两种不同波长的紫外线穿透皮肤的深度不一样。UVA 可以穿透至皮肤比较深层的组织（真皮），引起细胞基因（DNA）受损、皮肤组织老化或形成斑点，甚至会导致身体免疫功能下降。UVB 一般只能渗透到皮肤的表层（表皮），会破坏表皮组织细胞，直接导致皮肤晒伤。

在澳大利亚、新西兰、美国和欧洲的一些国家，皮肤癌的发病率相当高，这可能与当地人喜爱户外活动有关，特别是海边的太阳浴。在澳大利亚，大约三分之二的人口在 70 岁时被诊断患有皮肤癌，每年有超过 75 万人在接受皮肤癌的治疗，2016 年新诊断的皮肤癌病例约有 1.3 万人。在美国，每年的皮肤癌病例大约是 125 万，每年有 8000 多人因为皮肤癌而死亡。

95% 以上的皮肤癌都是由于紫外线辐射引起的。紫外线辐射损害皮肤组织细胞基因（DNA），长期的 DNA 损伤会引起细胞发生癌变，导致皮肤癌。研究表明，UVA 和 UVB 两种紫外线辐射均可以导致癌症。皮肤癌发生的部位一般是人体暴露于阳光或人造紫外线照射的部位。

世界卫生组织和美国多个卫生组织（FDA、NIH、CDC）已经确定，太阳辐射是一种人类致癌物质。一般认为，紫外线辐射不会穿透皮肤至身体内部，不会引起身体其他器官的癌症。

身体激素变化

身体的内分泌生理变化和激素代谢紊乱可能与一些癌症的发生有关联。目前研究比较多的是生殖内分泌激素——雌激素和孕激素。

正常情况下，雌激素和孕激素参与人体许多生理功能的调节，特别是女性生殖功能。

在美国，大量的临床研究表明，如果女性体内雌激素和孕激素代谢失衡或生殖内分泌激素调节混乱将会导致罹患乳腺癌和其他癌症的风险增高。

十多年前，在美国，为了治疗更年期妇女的更年期综合征，医生建议长期联合服用雌激素和孕激素，简称激素替代疗法。多年后发现这样长期使用激素替代疗法会导致罹患乳腺癌和生殖系统癌症的风险增高。因此，在美国已经全面停止长期联合使用雌激素和孕激素来治疗妇女更年期综合征。

另外，通过口服或其他途径吸收的避孕药是否有增加罹患癌症风险的可能性呢？避孕药可以通过人为调节身体内性激素（雌激素、孕激素和雄激素）的分泌来控制生育能力。常见的口服避孕药含有雌激素和孕激素，这种避孕药通常被称为"联合口服避孕药"。有临床研究提示，长期服用联合口服避孕药，可能会导致罹患乳腺癌、宫颈癌和肝癌的风险增大，特别是那些携带癌症突变基因（BRCA）的妇女，还有那些月经开始比较早，或者怀孕和生育比较晚，或者是没有生育过孩子的妇女。

还有，身体长期导入外来雌激素和孕激素（避孕药嵌入装置）也会引起身体内激素的变化，这些变化可能会增大罹患癌症的风险。

世界卫生组织和许多医学研究机构都认定，外源性雌激素或雌激素替代物是人类的一种致癌物质。

因此，特别提醒大家：避孕药可能会增大罹患乳腺癌的风险。

身体激素的代谢与组织细胞的繁殖有很大关系。一般认为，组织细胞分裂和繁殖的次数越多，发生癌症的机会就越大。有研究人员将这些与身体激素变化有关联的癌症称为"激素敏感型癌症"，例如，女性的乳腺癌、卵巢癌和子宫癌与雌性激素和孕激素有关联，男性的前列腺癌与睾丸激素有关联。

第三章　癌症诊断

癌症是如何被诊断出来的

肺癌

乳腺癌

胃癌

肝癌

结直肠癌

食管癌

前列腺癌

白血病

淋巴瘤

子宫癌

宫颈癌

卵巢癌

鼻咽癌

皮肤癌

甲状腺癌

胰腺癌

脑癌

癌症是如何被诊断出来的

癌症是一类非常复杂，不易诊断，而且非常凶险的疾病。癌症早期常常无明显症状，也常常被其他非癌症的疾病所迷惑，延误病情，以至耽误了最佳的治疗（歼灭癌症）时机。因此，掌握一定的癌症诊断知识非常重要，也有助于了解癌症疾病表现的特征和症状，了解医生使用哪些手段来做出最后的诊断。

随着科学技术的不断进步，癌症检查的方法愈来愈多，手段愈来愈高明，为了找到身体的癌细胞，可以说把身体组织和器官翻了个底朝天。

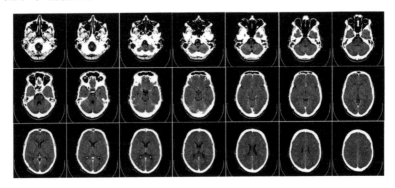

归纳起来，癌症的诊断常常涵盖以下七个方面：①病人体征和症状。②个人和家庭病史。③医生检查。④实验室检查。⑤影像学检查。⑥病理学检查（组织标本活检）。⑦鉴别诊断。

病人体征和症状

在许多情况下，病人自己会感觉到自己身体的一些变化或疾病的症状。例如，肺癌病人的持续性咳嗽、咳血、呼吸急促、胸痛、声音嘶哑、不明原因的消瘦等。乳腺癌病人自己触摸发现乳房有小肿块等。但是，大部分的早期癌症可以没有任何明显的体征或症状；另外，甚至一些晚期癌症病人，特别是年长者，可能也无任何明显的癌症体征或症状。

个人和家庭病史

许多癌症病人往往有一些个人或家庭病史。例如，长期吸烟与肺癌有关，慢性肝脏疾病与肝癌有关，一部分乳腺癌与家族的遗传基因突变有关。

医生检查

（1）常规体检：完整的体检将有助于评估病人的身体健康状况。医生通过检查，可能会发现癌症的一些迹象，例如，检查发现病人身体某个部位有肿块或其他的一些异常体征。

（2）内窥镜检查：内窥镜是一种电子光学的医疗仪器。将一个带有微型摄像头的细薄柔性管插入身体的一些腔道或腔型的器官进行直接观察、影像拍照、组织取样等。例如，支气管镜、食管镜、胃镜、肠镜、腹腔镜、膀胱镜和妇科的一些内窥镜等。

实验室检查

实验室检查可以说包罗万象，例如，各种相差基因、细胞、组织化学成分、器官功能的分析等，概括起来有以下三方面。

（1）血液或组织液体里的细胞计数。例如，全血细胞计数（CBC）、测试红细胞（在整个身体携带氧气能力）、白细胞（抵抗感染能力）和血小板（帮助血液凝块能力）的水平等。

（2）血液或组织液体里化学成分的测试分析。例如肝功能、肾功能、激素水平和离子水平等。

（3）血液或组织液体里的特殊物质的测试分析或分子检测。例如基因物质（DNA）、肿瘤标志物等。

影像学检查

应用一些物理原理的医疗设备，通过物理成像测试，医生观察病人身体内部区域的影像图片，了解身体内部器官、骨骼和组织的变化。对于大多数癌症疾病而言，影像学检查非常重要，主要有以下作用：①帮助发现和确定癌症肿瘤的部位。②帮助诊断癌症的性质和类型。③帮助了解癌症是否转移以及扩散的程度。④帮助组织标本活检。例如引导活检针或探头到达癌症可疑区域收集组织细胞样本。⑤帮助指导癌症治疗。⑥帮助判断治疗是否有效。⑦帮助监测癌症是否复发等。

目前医院常用的影像学检查有以下几项，医生会根据癌症的种类和病人具体情况，制定和选择单项或多项检查。

（1）X线检查：临床上最普遍和经济实用的一种图像诊断检查，可以拍摄身体的任何部位。X线检查往往是一种初步的癌症筛查测试。

（2）计算机断层扫描（CT或CAT扫描）：应用计算机轴向断层扫描技术。理论上，CT扫描也是一种X射线测试，但是CT扫描不是像普通的X射线那样拍摄一张平面照片。CT扫描结合X射线和计算机技术合成创建身体不同水平、方位或轴向的多个截面图像（断层扫描）或三维图像。CT扫描可以显示身体内部任何部位的详细图像，包括骨骼、肌肉、脂肪和器官等。

为了更好地观察肿瘤，有时在扫描之前会给病人一种造影剂（特殊染料），以提供更清晰的图像细节。造影剂可以注射到病人的静脉中或制成口服的药丸或液体。

CT扫描可以帮助识别许多类型的癌症肿瘤，观察癌症肿瘤的位置、大小、形状以及附近血管分布的状况，还可用于帮助将活检针或探头精确地引导至可疑肿瘤区域。一般在X线检查之后，CT扫描是进一步需要的成像检查。

（3）核磁共振成像（MRI、核磁共振）：使用磁场、无线电波和计算机多种技术组合来产生详细的图像，而不是应用X射线，所以，不需要担心X射线对身体的副作用。在扫描之前会给病人一种造影剂（特殊染料），以提供更好的图像细节。造影剂可以注射到病人的静脉中，也可以作为口服的药丸或液体。

与CT扫描一样，MRI扫描可提供身体组织的详细图像，通常用于检查某一个器官或组织，例如心脏、大脑、肝脏、胰腺、生殖器官、淋巴结以及其他软组织。MRI扫描对于观察癌症肿瘤非常有帮助，用于检测多种形式的癌症肿瘤，测量肿瘤的大小和评估癌症组织和周围血管的血流量。有时还可以帮助辨别恶性肿瘤或良性肿瘤，帮助显示癌症肿瘤是否已经扩散到身体的其他部位。

（4）正电子发射断层扫描（PET）：一种大型的核医学医疗设备。该检查需要向身体内注入小剂量和安全的放射性物质，这些放射性物质会分布在相关的组织或器官中，然后，一种特殊的影像相机可以检测到这些放射性物质在身体内分布的情况，并且拍摄成三维立体的影像图片。

用于癌症诊断的放射性物质一般是携带有葡萄糖分子的放射

性物质，癌症肿瘤组织会大量吸收葡萄糖分子的放射性物质，成为聚集的"热点""亮点"。该检查可以进行全身性扫描，帮助寻找癌症是否已经扩散到身体的其他部位，是帮助确定癌症是否扩散或转移的最有效的物理影像检查。

一般来说，PET扫描的图片不如CT或MRI扫描的那样详细，但它可以提供其他测试中观察不到的区域或组织，例如淋巴结系统。

近年来，一些较新的机器可以同步进行PET和CT扫描（PET-CT扫描），产生PET和CT合成的图像。将PET扫描中放射性呈现的区域与CT扫描该区域更详细的图片进行比较，从而整体评估器官或组织的生理学（功能）、解剖学（结构）以及其生物化学的变化和特征，全面评估癌症肿瘤在身体中的状况。

（5）超声波：使用高频声波和计算机来合成创建身体内组织、器官和血管的图像，大多用于腹部、肝脏和肾脏肿瘤的检查。超声波还可以通过超声波探头插入身体空腔器官进行检查，例如肛门、阴道和食管等。超声波特别用来判断实体组织或液体组织，并评估局部组织血管的血流量。

（6）核医学扫描：核医学扫描检查技术类似于正电子发射断层扫描（PET）。通常需要向身体内注入一些低剂量辐射的放射性物质，然后，拍照和收集身体组织和器官的图片。常见的核医学扫描有骨扫描、甲状腺扫描等。

（7）血管造影：一种观察血管的X射线测试。将一些造影的对比剂或染料注入动脉以显示血管的性状和分布情形，同时拍摄X射线图像。

病理学检查（组织标本活检）

人体大约有 37.2 万亿个正常细胞。正常的细胞具有多种形状和大小，不同的细胞具有不同的生理功能，细胞的形状和大小也相应地发生变化。例如，红细胞看起来与神经细胞非常的不同。也就是，不同类型的细胞看起来不一样，但是，如果分析相同类型的正常细胞，这些细胞看起来非常相似，且排列有序，保持均匀的形状和大小。

病理医生通过显微镜观察细胞的形状、细胞核（Nucleus）、染色体、核仁（Nucleolus）和细胞周围血管等，寻找正常细胞和癌细胞之间的差异或特征。一般来说，癌细胞是奇形怪状、大小不一、无序地出现在组织之中的。

组织标本活检或收集病人组织（细胞）的样本有以下几种方式。

（1）细胞抹片：直接收集组织脱落的细胞。

（2）针头穿刺：使用不同大小的针头吸取组织或液体样本。

（3）手术活检：手术切除和取出组织样本。

（4）内窥镜：一方面通过内窥镜观察身体内部组织，另一方面使用特殊工具通过内窥管摘取组织或细胞样本。

取出癌症肿瘤的组织样本后，病理医生在显微镜下观察分析细胞变化情形，最后确定是否是癌细胞，并对癌细胞进行分类和定型。

在绝大多数情况下，病理医生的检查（组织标本活检）报告是明确诊断病人是否罹患癌症疾病最为精确的答案，常常称为"黄金标准"。

经过以上的各种相关的癌症检查和测试，经过多个不同学科专业医生的评估，在排除其他非癌症疾病以后，最后共同确定病人是否罹患癌症。

一旦确诊癌症，医生将努力确定癌症病情的程度或阶段（癌症分期），以及癌症是否扩散或转移。医生会根据病人癌症的病情和癌症分期来确定最佳的治疗方案和评估癌症治愈的机会。

检查癌症是否扩散或转移是癌症诊断的一部分。

癌细胞在体内传播有三种方式，即通过组织、淋巴系统和血液传播。

（1）组织：癌细胞从最初生长的地方逐步蔓延到周围附近的组织。

（2）淋巴系统：癌细胞离开原始癌症肿瘤的地方，进入淋巴系统（淋巴结）开始向身体的其他地方蔓延。

（3）血液：从癌症肿瘤脱离的癌细胞进入血液，向身体的其他地方蔓延，也就是癌细胞通过血液循环传播到身体的其他部位。

当癌细胞从最初生长的地方扩散到身体的另一个地方，并且形成肿瘤，这被称为癌症转移或转移性肿瘤。这是癌症疾病晚期的特征之一。一般来说，转移性肿瘤与原发性肿瘤是同属一类型的癌症。例如，如果乳腺癌细胞扩散到骨骼生长成为骨癌，骨骼中的癌细胞实际上是乳腺癌细胞。这种癌症疾病是转移性乳腺癌，而不是原发性骨癌。

鉴别诊断

癌症疾病的鉴别诊断非常重要。加上许多癌症本身就是由于非癌症的慢性疾病发展而来，例如，长期的慢性肝炎发展而来的肝癌，需要鉴别诊断二者，特别是在早期肝癌阶段。可以说，每一个癌症的诊断都需要医生们认真地排除其他非癌症疾病的可能性，以确保正确诊断。

人们会问是否有癌症误诊的可能性？答案是肯定不能百分之百地保证。目前美国的统计数据显示大约有 10% 或更高的病例可能被误诊。但是，随着现代医疗水平和诊断技术的不断提高，癌症疾病误诊的概率也越来越小。

肺癌

肺癌是一种起源于肺部的癌症。肺癌可能是所有癌症死亡的第一杀手。

病人体征和症状

肺癌患者常见的体征和症状：持续性咳嗽、咳痰、咳血、呼吸急促、胸闷、胸痛、声音嘶哑、不明原因的消瘦、感到疲倦或虚弱、骨痛或骨折（晚期肺癌引起）、身体其他部位的顽固性疼痛（晚期肺癌引起）。很多癌症患者，特别是老年人，可能并无任何明显的肺部疾病症状。

个人和家庭病史

吸烟：香烟含有多种致癌物质。长期吸烟是导致肺癌发生的根本因素。吸烟人群患肺癌的概率相比较是不吸烟人群的 25 倍，大约有 80% 肺癌患者是吸烟者。随着每天吸烟的次数和吸烟的年数增加，罹患肺癌的风险也会相应地增加。研究发现在任何年龄阶段，如果能够及时戒烟都可以降低罹患肺癌的风险。

接触二手烟：即使不吸烟，长期接触到二手烟，罹患肺癌的风险也会增加。

空气污染中的有害物质，例如空气污染中的氡气。

接触石棉和其他致癌物质，例如砷、铬和镍等。

肺癌家族史（父母、兄弟和姐妹等）：目前尚不清楚是否与家庭成员之间的二手烟影响有关系。

医生检查

（1）常规身体检查：评估身体的整体健康状况，特别注意胸部周围，尤其是锁骨和腋下部位的淋巴结是否肿大。

（2）肺功能测试：检查吸入氧气和排出二氧化碳的交换能力、肺容量的大小。

（3）支气管镜检查：通过支气管镜直接观察肺部气管和支气管的病变，并且可以进行摘取组织样本进行活检。

（4）胸腔镜检查：医生通过胸腔镜目视检查肺部组织是否有异常变化，并且可以进行摘取组织样本进行活检。

实验室检查

（1）常规血象检查：如全血细胞计数。

（2）痰细胞学检查：将病人的痰液进行涂片检查是否有癌细胞。

（3）肿瘤标记物检测：检查病人血液中与肺癌相关的物体，例如神经元特异性烯化酶（NSE）、组织多肽抗原（TPA）、癌胚抗原（CEA）等。

（4）基因和特殊物质检测：检查与肺癌相关的基因和物质，例如 ALK 突变基因、EGFR 突变基因、KRAS 突变基因等；检查点蛋白（PD-1、PD-L1、CTLA-4 等）。

影像学检查

医生会根据病人的具体病情或癌症的发展阶段，选用不同的影像学检查。

（1）胸部 X 线检查：常常是最早发现肺癌的一种最简单的检查。

（2）CT 检查：可以显示肿瘤位置、形状和大小，以及附近血管的分布状况。

（3）MRI 检查：帮助测量肿瘤的大小，评估癌症组织和周围血管的血流量，还可以帮助辨别恶性肿瘤或良性肿瘤，帮助发现癌症肿瘤是否已经扩散到身体的其他部位。

（4）PET 或 PET-CT 扫描：可以进行全身性扫描，帮助确定癌症是否已经扩散到周围淋巴结或身体的其他部位。

（5）骨扫描：晚期肺癌常见的转移部位是骨骼，骨扫描帮助确定肺癌是否发生骨转移。

病理学检查（组织标本活检）

（1）针头穿刺：一般在 CT 扫描的引导下进行组织标本活检。

（2）胸腔穿刺术：使用针头抽出肺部周围的液体并检测癌细胞。

（3）支气管镜：在支气管镜检查期间进行活组织检查。

（4）手术活检：手术切除和取出组织样本。

肺癌类型：

肺癌分为两大类型：①小细胞肺癌，大部分肺癌属于小细胞肺癌。②非小细胞肺癌（包括鳞状细胞癌、腺癌和大细胞癌）。小细胞肺癌通常比非小细胞肺癌更具攻击性或恶性程度更高。

肺癌分期：

一期：癌症肿瘤小于4厘米，癌细胞没有侵入周围淋巴结。

二期：癌症肿瘤小于4厘米，有少许癌细胞侵入淋巴结；或肿瘤大于4厘米，但还没有侵入淋巴结。

三期：癌症肿瘤广泛侵入肺或胸腔淋巴结。

四期：癌症肿瘤已经扩散或转移到身体的其他器官，肺癌转移的常见部位是骨骼、肝脏和大脑。

鉴别诊断

肺癌的鉴别诊断包括肺部的良性肿瘤、肺部炎症、慢性支气管炎、慢性支气管扩张、肺结核等。

乳腺癌

乳腺癌是在乳房形成的癌症，是女性最常见的一种癌症。

病人体征和症状

病人自己触摸发现乳房有小肿块；乳房局部皮肤增厚；乳房形状或外观有改变（如凹陷或皱褶）；乳头或乳房皮肤色素沉着、脱皮、结痂或剥落；乳房疼痛；乳头溢液；腋下区域有肿块。

个人和家庭病史

乳腺癌多发生在女性年长者中。随着年龄的增长，罹患乳腺癌的风险增加。

如果原来罹患有乳腺增生，则罹患乳腺癌的风险会增加。

服用雌激素或孕激素治疗更年期症状的妇女，罹患乳腺癌的风险增加。

家庭成员中有乳腺癌罹患者。根据美国的统计资料显示有5%～10%的乳腺癌与家族的遗传基因突变有关。这一部分的乳腺癌可能是由父母遗传基因引起的，即遗传性乳腺癌。

医生检查

医生会仔细检查病人乳房是否有肿块或其他异常情况。检查腋窝（手臂下）、锁骨上方和胸部附近是否有肿块或其他异常体征，例如淋巴结是否肿大。

实验室检查

乳腺癌的检查除了常规血象检查之外，一般会进行以下特殊的检测。

（1）雌激素和孕激素受体测试：测量癌症组织样本中雌激素和孕激素（孕酮）受体的含量，如果雌激素和孕激素受体高出正常范围，则称为"雌激素和孕激素受体阳性"。癌细胞的生长依赖雌激素和孕激素，或者说这些激素会促进癌细胞的生长，这种类型的癌症发展比较快。另外，阳性的结果提示医生可以使用阻断雌激素和孕激素的药物来阻止癌症的发展。相反，如果既不存在雌激素受体也不存在孕激素受体，则称为"激素受体阴性"，阻断激素的药物治疗可能无效。根据临床统计资料显示，大约有三分之二的乳腺癌罹患者其雌激素和孕激素受体呈阳性，其生存和恢复的预后通常优于平均值。

（2）人类表皮生长因子2型受体（HER2/neu）测试：测量身体 HER2/neu 基因以及癌症组织样本中 HER2/neu 蛋白的含量。如果 HER2/neu 基因或 HER2/neu 蛋白含量高于正常水平，则称为"HER2/neu 阳性"。这种类型的乳腺癌细胞生长最快，恶性程度高，更可能扩散到身体的其他部位，并且与 HER2 阴性乳腺癌相比较具有更高的复发可能性。另外，阳性的结果提示医生可以运用靶向 HER2/neu 蛋白的药物来治疗这类癌症，例如，曲妥珠单抗（Trastuzumab）和帕妥珠单抗（Pertuzumab）。

临床上，一般会同时进行雌激素和孕激素受体测试以及人类表皮生长因子2型受体（HER2/neu）测试。如果所有三项测试均为阴性反应，则称为"三阴性乳腺癌"。这一类型的乳腺癌在治疗上无法使用激素药物以及靶向 HER2 药物。

（3）乳腺癌遗传突变基因测试：近年来乳腺癌常用的测试还有乳腺癌遗传基因1（BRCA1）和乳腺癌基因2（BRCA2），如果这些检测结果呈阳性，提示罹患乳腺癌和卵巢癌的风险大大增加。如果病人有乳腺癌或其他癌症的家族史，医生可能会建议进行该遗传基因的血液检查，以帮助确定 BRCA 是否阳性。

影像学检查

医生会根据病人的具体病情或癌症的发展阶段，选用不同的影像学检查。

（1）乳房 X 线检查：医生会首先进行乳房 X 线检查，X 线检查可以发现乳房内的肿块。

（2）乳房超声波检查：帮助鉴别乳房内的肿块是固体肿块还是充满液体的囊肿。

（3）CT 检查。可以详细显示肿瘤位置、形状和大小，帮助发现癌症是否已经扩散到其他器官。

（4）MRI 检查：帮助了解乳房组织和乳房肿块内部的详细结构；帮助了解癌症肿瘤是否已经扩散到身体的其他部位，例如肺、肝脏和大脑等。

（5）PET 或 PET-CT 扫描：可以进行全身性扫描，帮助确定癌症是否已经扩散到身体的淋巴结或其他部位。

（6）其他影像学检查：帮助检查癌症是否有扩散和转移到身体的其他地方，例如骨扫描等。

病理学检查（组织标本活检）

取出乳房组织或肿块样本进行组织标本检测，该检查是确定诊断乳腺癌的唯一方法或黄金标准。一般获取组织标本的方法有三种方法。

（1）细针穿刺活检。

（2）核心针穿刺活检。

（3）手术活检：病理医生会在实验室检查组织标本，确定细胞是否为癌细胞，分析癌细胞的类型，以及癌细胞的侵袭性（等级）。

乳腺癌最常见的是浸润性导管细胞癌，还有浸润性小叶腺癌。

乳腺癌分期：

一期：癌症肿块小于 2 厘米，而且周围组织没有癌细胞侵袭的肿大淋巴结（1A）；或者没有发现癌症肿块，但仅仅发现附近有单个肿大淋巴结，大小在 2 毫米之内（1B）。

二期：癌症肿块小于 2 厘米，加上癌细胞已经扩散到周围淋巴结，肿大淋巴结数量在 4 个之内（2A-1）；或者没有发现癌症肿块，但发现附近组织有多个肿大淋巴结，数量在 4 个之内（2A-2）；或者癌症肿块大小在 2～5 厘米，但没有发现周围组织淋巴结肿大（2A-3）；或者癌症肿块大小在 2～5 厘米，但周围组织有多个肿大淋巴结，数量在 4 个之内（2B-1）；或者癌症肿块大于 5 厘米，但没有发现周围组织淋巴结肿大（2B-2）。

三期：癌症肿块小于 2 厘米，加上癌细胞已经扩散到周围组织淋巴结，肿大淋巴结数量在 4～9 个（3A-1）；或者癌症肿块大于 5 厘米，加上癌细胞已经扩散到周围组织淋巴结（3A-2）；或者癌症肿块小于 5 厘米，加上癌细胞已经扩散到附近骨头或腋下淋巴结（3A-3）；或者癌症肿块可以是任何大小，加上癌细胞已经扩散到胸壁或乳腺皮肤，或加上癌细胞已经扩散到周围组织淋巴结，肿大淋巴结数量在 9 个之内（3B-1）；无癌症肿块或任何大小的癌症肿块，但癌细胞已经扩散到周围组织淋巴结，肿大淋巴结数量在 10 个或 10 个以上（3C-1）；无癌症肿块或任何大小的癌症肿块，但癌细胞已经扩散到锁骨附近的淋巴结（3C-2）；无癌症肿块或任何大小的癌症肿块，但癌细胞已经扩散到腋下或胸骨附近的淋巴结（3C-3）。

四期：乳腺出现肿块和周围组织肿大淋巴结，加上癌细胞已扩散到身体的其他部位，如大脑、骨骼、肝脏、肺等。

鉴别诊断

乳腺癌的鉴别诊断包括乳腺小叶增生、乳腺囊肿、良性肿瘤（脂肪瘤）、慢性乳腺炎症及脓肿等。

乳腺小叶增生是一种最为常见的良性乳房病变，乳房内可能有单个或多个小结节肿块，临床表现主要为随着月经周期变化而出现小结节的变化、乳房的肿胀和疼痛。

尽管使用各种现代化的诊断技术，但在一些情况下，早期乳腺癌与其他非癌症肿块之间的判断仍然是一大挑战。

胃癌

胃癌是发生在胃部的癌症。胃癌是亚洲国家，尤其是中国最为常见的恶性肿瘤之一。

病人体征和症状

胃癌的早期症状不明显，有时会出现如下体征和症状：上腹部不适；持续胃痛或灼热感，而且进食或抗酸药物也无法缓解；经常性的消化不良；恶心、呕吐、吐血；腹胀、腹水；易疲劳；不明原因的体重减轻；腹部肿块。

个人和家庭病史

幽门螺杆菌感染的胃病。

胃肠道反流病，一种由胃酸频繁回流到食管引起的病症。

长期食用烟熏和盐腌食物。

胃癌家族史。

长期胃部炎症。

胃息肉。

胃（十二指肠）溃疡经过正规治疗 2 个月以后仍无明显改善。

医生检查

（1）常规身体检查：医生会检查腹部有无任何异常的变化。

（2）粪便潜血试验：检查肉眼无法看到的粪便中的血液。

（3）内窥镜检查（也称为食管胃十二指肠镜检查）：该检查是用于发现胃癌的主要方法。如果发现任何可疑组织，可以通过内窥镜的器械进行组织标本取样。

（4）腹腔镜检查：医生可以仔细观察胃和附近淋巴结，并且可以摘取组织样本用于组织标本活检。

（5）吞咽钡检查（钡餐检查、钡剂造影）：饮用含有称为钡的物质溶液，然后拍摄 X 射线照片。因为 X 射线不能穿过钡物质涂层，所以会显示出胃部内层出现的任何异常迹象。

实验室检查

（1）常规验血：包括全血细胞计数，以寻找可能由胃出血引起的贫血。

（2）β-人绒毛膜促性腺激素检测。该激素升高提示罹患胃癌的可能性。

（3）CA-125（癌胚抗原）检测。该激素升高提示罹患胃癌的可能性。

（4）人类表皮生长因子 2 型受体（HER2/neu）检测：HER2 阳

性的胃癌可以用靶向 HER2 的药物治疗，例如曲妥珠单抗（商品名赫赛汀）。

（5）PD-L1 免疫检查点检测：检测阳性表明可以用免疫检查点抑制剂治疗胃癌肿瘤，如帕博利珠单抗（Pembrolizumab）。

影像学检查

医生会根据病人的具体病情或癌症的发展阶段，选用不同的影像学检查。

（1）胃肠道的 X 线检查：帮助确定胃部是否有肿块。

（2）胸部 X 线检查：帮助确定癌症是否已经扩散（转移）到肺部。

（3）超声波检查：帮助判断是固体肿块还是充满液体的囊肿。

（4）CT 检查：可以显示身体的详细横截面图像。可以显示肿瘤位置、形状和大小，可以帮助发现胃癌是否出现已经扩散到其他器官的迹象。

（5）MRI 检查：帮助发现癌症肿瘤是否已经扩散到身体的其他部位，例如，肺、肝脏和大脑等等。

（6）PET 或 PET-CT 扫描：可以进行全身性扫描，帮助确定癌症是否已经扩散到身体的淋巴结或身体的其他部位。

（7）骨扫描：帮助了解是否有骨转移。

病理学检查（组织标本活检）

组织标本活检：通常通过内窥镜检查摘取组织标本，然后病理医生在显微镜下进行细胞鉴别，最后确定是否是癌细胞。大多数胃癌属于胃腺癌。

胃癌分期：

一期：癌症肿瘤局限于在食管或胃内部组织。癌细胞有可能扩散到有限数量的附近淋巴结。

二期：癌细胞已经向深层组织扩散，例如，进入食管或胃壁的肌肉层。癌细胞也可能扩散到更多的淋巴结。

三期：癌细胞已经侵蚀到附近的组织。癌细胞已经广泛地扩散到周围淋巴结。

四期：癌细胞已经扩散到身体的远端区域或器官，例如肝脏、肺或骨骼等。

鉴别诊断

胃癌的鉴别诊断包括：胃（十二指肠）溃疡、胃息肉、胃良性肿瘤、浅表性胃炎、功能性消化不良等。

胃（十二指肠）溃疡是一种常见的消化道疾病，主要由一种叫幽门螺杆菌感染而引起。胃（十二指肠）溃疡与胃癌在临床表现上有许多相似之处，容易造成误诊。

尽管胃癌发生的机理尚不清楚，但科学家认为，长期的幽门螺杆菌感染引起的慢性胃溃疡是造成胃癌的主要原因。

肝癌

肝癌是起源于肝脏细胞的癌症，是致死率较高的一种癌症。

病人体征和症状

肝癌早期症状不明显，常常发现的时候已经是晚期或是从身体其他部位转移而来的癌症，例如胃癌肝转移等。病人常见的体征和症状：不明原因的体重减轻；食欲不振；上腹部疼痛或右肩胛骨附近疼痛；恶心、呕吐；全身无力、疲劳；腹部肿胀或积液（腹水）；皮肤和眼睛发黄（黄疸）；右侧肋骨下方有肿块（肝脏肿大）；左侧肋骨下方有肿块（脾脏肿大）；皮肤瘙痒；肝癌引起的高钙血症，可引起恶心、精神错乱、便秘等；肝癌引起的低血糖症，可导致身体疲劳或昏厥。

个人和家庭病史

慢性肝炎感染可导致肝癌。例如，乙型肝炎病毒或丙型肝炎病毒的慢性感染会增加罹患肝癌的风险。

肝硬化会增加罹患肝癌的机会。

某些遗传性肝病可能会增加罹患肝癌的风险。例如血色素沉着病和威尔森氏病。

脂肪性肝病可能会增加罹患肝癌的风险。

长期食用黄曲霉毒素污染的食物会增加罹患肝癌风险。特别是黄曲霉毒素污染的花生、玉米、大米和坚果等。

现代生活中，一些人长期过量饮酒或酗酒会导致不可逆转的肝脏损害并增加罹患肝癌的风险。

医生检查

（1）常规身体检查：医生会密切关注病人的腹部以确定肝脏是否增大、脾脏是否增大、腹部是否可见静脉曲张、是否出现腹水等。检查黄疸迹象的证据，例如皮肤和眼睛是否变黄。

（2）腹腔镜检查：观察肝脏和其他内脏器官。

实验室检查

（1）常规血象检查：包括全血细胞计数、血糖、胆固醇等。

（2）肝炎病毒检查：是否有乙型肝炎或丙型肝炎的感染。

（3）甲胎蛋白（AFP）肿瘤标志物检查：AFP是一种蛋白质，在胎儿时期血液中的含量比较高，但在胎儿出生后会降至较低水平。在许多肝癌病人的身体内，AFP是升高的，但是，也发现有些肝癌病人的AFP水平是正常的。此外，除了肝癌，身体的其他疾病，例如，肝硬化、慢性活动性肝炎和其他癌症等，AFP水平可能也会升高。所以，测试AFP水平并不是诊断肝癌的好方法。

（4）肝功能测试：检查血清转氨酶、总蛋白、总胆红素等等，以评估肝脏功能和肝细胞损害程度。

（5）肝脏凝血功能测试：检查凝血酶原时间和凝血因子。肝癌患者的凝血因子往往会减少。

（6）肾功能测试：检查血液中尿素氮和肌酐水平。

影像学检查

医生会根据病人的具体病情或癌症的发展阶段，选用不同的影像学检查。

（1）超声波检查：通常是用于观察肝脏的首选影像学检查，可以显示肝脏的大小和癌症肿块。通常用来作为肝癌的筛查。另外，还用于辨别实体肿瘤和液体囊肿。

（2）CT检查：评估肝癌生长情况最可靠的测试，例如肿瘤的位置、形状和大小。还有检查身体内是否有淋巴结或其他器官肿大，例如，脾脏肿大或其他部位的转移。另外还可以用于将一个活检针精确地引导至可疑的肿瘤部位，帮助切取组织样本进行活检。

（3）MRI检查：与CT扫描一样，MRI扫描可提供身体组织的详细图像。该检查帮助详细观察肝脏情况，帮助辨别肿瘤性质，例如，良性肿瘤或恶性肿瘤。并且可以帮助显示肝癌是否已经扩散到身体的其他部位。

（4）PET或PET-CT扫描：可以进行全身性扫描，帮助确定癌症是否已经扩散到身体淋巴结或其他部位。

（5）血管造影：帮助了解肝脏内部血管分布情况。血管造影也可以用CT扫描仪（CT血管造影术）或MRI扫描仪（MR血管造影术）来进行血管分布的检查。血管造影通常用来帮助指导外科手术或其他非手术疗法，例如，肝癌栓塞治疗。

（6）骨扫描：帮助检查癌细胞是否已经扩散（转移）到骨骼。

病理学检查（组织标本活检）

（1）取出肿瘤或肝脏部位的组织样本，在显微镜下观察样本细胞变化情况，由病理医生确定是否是癌细胞。

（2）针刺活检：将空心针穿过腹部皮肤并进入肝脏摘取活检样本。

（3）腹腔镜活检：在腹腔镜检查期间也可以摘取活检样本。

（4）手术活检：有时在手术期间进行肝脏肿块切取活检样本。

值得注意的是，临床上常常不需要进行组织标本活检来确定（或排除）肝癌的诊断。这是因为CT扫描检查或MRI检查就可以提供足够的证据表明肿块是否癌变。无论如何，如果影像学检查不能决定，这时就需要进行组织标本活检来进行最终的癌症诊断。

最常见的肝癌类型是肝细胞癌，其他类型的肝癌有肝内胆管细胞癌和肝母细胞瘤等。另外，临床上发现相当部分的肝癌不是原发性肝癌，而是从身体其他器官或部位的癌症扩散或转移而来，例如转移性肺癌、转移性胃癌、转移性乳腺癌、转移性结直肠癌等。在许多地区，扩散或转移到肝脏的转移性癌症比原发性肝癌更为常见。

肝癌分期：

不同的地区或医疗系统，有不同的方法来进行肝癌分期。一种方法使用罗马数字I至IV或一至四，另一种方法使用字母A至D。

一期：1个原发性肿瘤，且癌细胞没有扩散到附近的血管。

二期：1个肿瘤并且已扩散到附近的血管，或不止1个肿瘤。

三期：1个大于5厘米的肿瘤，或癌细胞扩散到肝脏附近血管的主要分支，或侵入到胆囊以外的附近器官，或穿过腹膜腔内壁，或癌细胞已扩散到附近的淋巴结。

四期：肝癌已经扩散转移到肝脏以外的其他部位，如骨骼或肺部。

鉴别诊断

肝癌的鉴别诊断包括原发性肝癌或继发性肝癌（转移性肝癌）、慢性病毒性肝炎、肝硬化、肝囊肿、肝血管瘤、肝腺瘤、脂肪肝等。

肝癌最常见的危险因素是乙型肝炎病毒造成的慢性肝炎，慢性肝炎可以直接导致肝癌；或慢性肝炎导致肝硬化，再由肝硬化间接地导致肝癌。在临床上，常常需要鉴别诊断两者。

结直肠癌

通常将结肠癌和直肠癌归为一类，统称为结直肠癌。结直肠癌生长缓慢，通常是由于肠内层组织细胞过度生长而形成息肉开始。

病人体征和症状

经常性的腹部不适、排便习惯改变、经常性腹泻或便秘或粪便稠度改变、粪便带血、排便不畅、身体虚弱或疲劳、不明原因的体重减轻。

个人和家庭病史

息肉个人史：某些类型的息肉往往需要经过若干年后可能会转变成癌症，但并非所有的息肉都会变成癌症。一般来说，息肉分为两种类型，一是腺瘤性息肉（腺瘤），这类息肉是最有可能变成癌症的，被称为癌前病症；二是增生性或炎性息肉，这类息肉的致癌风险相对低一些。因此，如果患有肠道腺瘤性息肉，将来罹患结直肠癌的风险会大大增加。

炎症性肠道疾病：例如，慢性结肠炎会增加罹患结直肠癌的风险。

遗传性非息肉病性结直肠癌综合征：也称为 Lynch 综合征。父母亲遗传的 Lynch 综合征会增加罹患结直肠癌的风险。

结直肠癌家族史：如果有父母、兄弟姐妹或自己的孩子患有结直肠癌，罹患结直肠癌的风险增大；如果不止一个家庭成员患有结直肠癌，则风险会更大。

结直肠癌的发生与低纤维、高脂肪饮食有关。一些研究发现，吃红肉和加工肉类饮食的人罹患结直肠癌的风险增加。

久坐不动的生活方式或长期卧床都可能会增加罹患结直肠癌的风险。

糖尿病：患有糖尿病和胰岛素抵抗的人群罹患结直肠癌的风险增加。

体质因素：与正常体重的人相比，肥胖者罹患结直肠癌的风险增加。

吸烟史：吸烟的人罹患结直肠癌的风险可能会增加。

酒精因素：长期过量饮用酒精会增加罹患结直肠癌的风险。

年龄因素：绝大多数结直肠癌罹患者的年龄超过 50 岁。

医生检查

（1）常规身体检查：评估身体的整体健康状况。

（2）直肠指检：一种简易的临床检查方法，帮助诊断是否罹患结直肠癌。

（3）粪便潜血试验（或称为粪便免疫化学试验）：检查粪便中隐藏的血液。该检查常常作为结直肠癌早期筛查的方法之一。

（4）粪便 DNA 测试：检查粪便中脱离的癌症 DNA，常常也作为结直肠癌早期筛查的方法之一。

（5）乙状结肠镜或结肠镜检查：观察结直肠，同时可以移除肠道组织或息肉作为组织标本活检。该检查常常作为结直肠癌早期筛查的方法之一。

实验室检查

（1）常规验血：了解病人整体健康状况，例如是否有贫血。

（2）癌胚抗原（CEA）检测：CEA 是一种癌症肿瘤的标志物，测试血液中的 CEA 水平可以帮助了解病人癌症的预后以及治疗的反应。该检测不能单独用于癌症的筛查或诊断，因为有时会出现假阳性或假阴性的问题。

（3）癌症肿瘤分子检测：以确定癌细胞特有的基因、蛋白质和其他因素。这些测试的结果可以帮助确定病人的治疗方案。

（4）结直肠相关遗传性基因检测：例如遗传性非息肉大肠癌（HNPCC）突变基因。

影像学检查

医生会根据病人的具体病情或癌症的发展阶段，选用不同的影像学检查。

（1）超声波检查：通常用于了解结直肠癌肿瘤的生长情况，然而，该检查不能检测已扩散到附近淋巴结或骨盆外的癌症。

（2）胸部 X 线检查：帮助排除癌症是否已经扩散到肺部。

（3）CT 检查：如果肿瘤较大或者担心癌症扩散到肺、肝和其他器官，通常会进行 CT 扫描检查。

（4）MRI 检查：临床上该检查是观察结直肠癌发生位置的最佳影像学检查。

（5）PET 或 PET-CT 扫描：可以进行全身性扫描，帮助确定癌症是否已经扩散到周围淋巴结或身体的其他部位。

病理学检查（组织标本活检）

可以在结肠镜检查期间进行组织标本活检，或在手术期间移除的组织样本进行组织标本活检。

结直肠癌的类型：超过 95% 的结直肠癌是腺癌。大约 20% 的结直肠癌与遗传性或家族中结直肠癌有关。

癌症基因测试：检查组织标本细胞的癌症 DNA，例如，KRAS、NRAS 和 BRAF 基因。

结直肠癌分期：

一期：癌细胞已经形成并扩散到结直肠壁的第一层（黏膜下层）或第二层（肌肉层），但尚未扩散到结肠壁或直肠之外。

二期：癌细胞已经扩散到结直肠壁外，侵入周围的脂肪或附近的组织，但癌细胞还没有侵入淋巴结。

三期：癌细胞已扩散到附近的淋巴结，但还没有扩散到身体的其他部位。

四期：癌细胞已扩散到身体的其他部位，如肝脏、肺或卵巢等。

鉴别诊断

结直肠癌的鉴别诊断包括结直肠息肉、慢性结肠炎、肠道良性肿瘤等。

许多人在做完结肠镜检查之后，拿到的诊断结果是"息肉癌前病变"。千万不要被这样的医学术语所吓倒，这并不是癌症，只是指出一些细胞出现一点异常病变，而这些细胞的日后发展可能会增加罹患癌症的风险。被诊断"息肉癌前病变"的患者，建议定期进行检查和及时治疗，癌前病变是可以治愈或完全控制的。

食管癌

食管癌是一种生长在食管内层黏膜的癌症。

病人体征和症状

临床上，大多数食管癌被发现时，都已经到达中晚期。一些患者可能没有任何症状，只是在食道镜检查或胃镜检查时偶然发现。食管癌患者常见的体征和症状：胸骨后灼烧感（俗称烧心）、胸痛、胃灼热、吞咽困难、打嗝、声音嘶哑、慢性咳嗽、呕吐、体重下降、骨痛。

个人和家庭病史

胃反流（胃食管反流、胃酸反流、反胃或泛酸）：胃反流导致胃酸停留在食管部位，长期受到胃酸刺激可以增加罹患食管癌的风险。

巴雷特（Barrett）食管：当胃内容物（包括胃酸）长期反流进入食管时，刺激食管内部，造成食管下部的正常内层细胞发生改变形成一些特殊的增生杯状细胞，这种情况称为巴雷特食管。这个过程通常需要许多年才能完成。巴雷特食管的人群罹患食管癌的风险较高。

过热食品：经常食用过热的食品或液体（温度在65℃以上）可能会增加食管癌的风险。这可能是过热的食品或液体对食管黏膜细胞造成长期损害的结果。

饮食：饮食中的某些物质可能会增加食管癌的风险，例如烟熏食品、油炸食品、腌制食品等。

年龄因素：罹患食管癌的概率随着年龄的增长而增加。据统计，在 55 岁以下的人群中发现的病例不到 15%。

性别因素：男性比女性更容易患上食管癌，男性患食管癌的风险是女性的 3 倍。

吸烟史：吸烟是食管癌的主要危险因素之一。

酒精因素：饮酒也会增加患食管癌的风险。饮酒的酒量越多，罹患食管癌的概率就越高。

体质因素：肥胖（超重）的人罹患食管癌的概率较高。部分原因是肥胖者更容易发生胃食管反流。

人乳头瘤病毒感染：在亚洲地区，多达三分之一的食管癌发现有 HPV 感染迹象。

医生检查

（1）常规身体检查：评估身体的整体健康状况。除了常规体检外，医生会特别检查病人颈部和胸部区域的可能迹象。如果普通医生检查怀疑患有食管癌时，会转诊给胃肠科的医生进行专门的检查和治疗。

（2）食管镜检查（内窥镜）：诊断食管癌的重要测试。食管镜是一种细薄的管状仪器，带有检查灯和可供观察的镜头。食管镜通过口腔或鼻子插入喉咙并进入食管，医生可以清楚地看到食管壁上的任何异常迹象。食管镜还可以摘取样本或切割移除组织，摘除的组织样本被送到实验室进行检测以确定是否含有癌细胞。

（3）胸腔镜检查和腹腔镜检查：帮助检查癌症是否已经扩散到

胸腔内的食管附近或腹腔的淋巴结和其他器官。

实验室检查

（1）常规验血：帮助了解病人整体健康状况。例如，全血细胞计数（CBC），测量血液中不同细胞的含量水平（红细胞、白细胞和血小板等等）。

（2）基因检测：HER2 检测。一些食管癌的病人在其癌细胞表面上含有过多的 HER2 基因或蛋白质。如果检测呈阳性，一些针对 HER2 的靶向药物可用于治疗这些癌症，例如，曲妥珠单抗（Trastuzumab），商品名赫赛汀（Herceptin）。

影像学检查

医生会根据病人的具体病情或癌症的发展阶段，选用不同的影像学检查。

（1）钡餐检查：在该测试中，吞下称为钡的白色液体以涂覆食管壁，然后拍摄 X 射线照片。可以显示食管内光滑表面的任何异常情况，例如，隆起或塌陷，但不能用于检查癌症是否扩散到食管以外的组织。

（2）内镜超声波检查：超声波与内窥镜检查同时进行。内镜超声波检查可以帮助确定食管癌的大小以及附近区域状况。

（3）胸部 X 线检查：帮助排除癌症是否已扩散到肺部。

（4）CT 检查：帮助检查食管癌是否已经扩散到附近的器官和淋巴结或身体的远端部位。

（5）MRI 检查：能够提供身体组织和器官的详细图像，帮助发现晚期癌症是否扩散到脊柱、脊髓或大脑。

（6）PET 或 PET-CT 扫描：可以进行全身性扫描，帮助确定癌症是否已经转移到身体的淋巴结或其他部位。

病理学检查（组织标本活检）

食管癌活检：从食管获取的组织样本，在显微镜下检查癌细胞或其他异常细胞。

食管癌主要有两种类型：

（1）鳞状细胞癌：这种癌症最常见于食管的上部和中部，也称为表皮样癌。

（2）腺癌：从腺细胞开始的癌症。通常发生在食管下部，靠近胃部。

食管癌分期：

一期：癌细胞只局限在食管固有层或肌层黏膜，没有扩散到附近的淋巴结。

二期：癌细胞已扩散到食管厚肌层或黏膜下层，并且附近有肿大的淋巴结1或2个。

三期：发现以下其中一项。①癌细胞已扩散到厚肌层，并且附近有肿大淋巴结不超过6个。②癌细胞已扩散到食管外层（外膜），并且附近有肿大淋巴结不超过6个。③癌细胞已扩散到胸膜或心包膜或隔膜，并且附近有肿大淋巴结不超过2个。

四期：发现以下其中一项。①癌细胞已扩散到胸膜、心包膜、隔膜中的任何一处，并且附近有肿大淋巴结超过3个。②癌细胞已扩散到气管、主动脉、脊柱中的任何一处，并且附近有肿大淋巴结。③癌细胞已扩散到食管的任何层，并且附近有肿大淋巴结7个或更多淋巴结。④癌细胞已扩散到身体的多个淋巴结和其他器官，如肝或肺。

鉴别诊断

食管癌的鉴别诊断包括巴雷特食管、食管良性肿瘤、食管炎症、食管憩室、胃病、十二指肠溃疡等。

前列腺癌

前列腺癌是发生在前列腺的癌症。前列腺癌是男性中最常见的癌症类型之一，也是可治愈率最高的癌症之一。

病人体征和症状

前列腺癌病人在早期阶段可能没有任何症状，常见的体征和症状：排尿困难、勃起功能障碍、精液中带有血丝、骨盆区域不适、骨痛、大小便失禁。

个人和家庭病史

年龄因素：随着年龄的增长，罹患前列腺癌的风险会增加。

家族史：如果家庭中的男性有患前列腺癌的，那么其罹患风险可能会增加。

遗传基因：如果家庭成员中有乳腺癌风险基因（BRCA1 或 BRCA2）或乳腺癌患者，那么罹患前列腺癌的风险会增高。在极少数情况下，前列腺癌可以遗传给下一代。

体质因素：肥胖的人罹患前列腺癌的概率较高。

饮食：喜食高脂肪食物者罹患前列腺癌的概率较高。

运动因素：不喜欢运动的人罹患前列腺的风险会增加。

医生检查

（1）常规身体检查：评估身体的整体健康状况。

（2）直肠检查（直肠指检）：最简单的前列腺癌筛查是直肠指检。检查前列腺是否肿大或出现其他异常，如肿块。

实验室检查

常规验血：主要包括血细胞计数测试（红细胞、白细胞和血小板）和前列腺特异性抗原（PSA）测试。

PSA 是由前列腺细胞产生的一种蛋白质，它主要存在于精液中，但也有少量存在于血液中。

测量血液中循环的 PSA 含量，PSA 水平用于评估罹患前列腺癌风险。较高 PSA 水平通常意味着罹患前列腺癌的可能性很高。但是，PSA 测试有其局限性，例如，一些情况下，PSA 水平正常，但已经患有前列腺癌；另外，其他非癌症疾病，PSA 水平也会增高，例如前列腺肥大、前列腺炎等。尽管有其局限性，PSA 仍广泛用于辅助诊断前列腺癌。

在许多情况下，由于前列腺癌发展缓慢，医生通常不建议对年龄超过 75 岁的男性进行 PSA 检测。

影像学检查

医生会根据病人的具体病情或癌症的发展阶段，选用不同的影像学检查。

（1）超声波检查：应用经直肠超声（Transrectal Ultrasound，TRUS）检查前列腺。

（2）胸部 X 线检查：帮助确定前列腺癌是否已经扩散或转移到肺部。

（3）CT 检查：可以显示肿瘤位置，形状和大小；可以帮助发现前列腺癌是否已经扩散到其他组织和器官。对于观察前列腺本身，CT 扫描不如核磁共振成像（MRI）更为实用。

（4）MRI 检查：可以非常清晰地显示前列腺组织。MRI 扫描帮助诊断前列腺癌，也可以帮助发现癌症肿瘤是否已经扩散到身体的其他部位，例如，精囊以及附近组织中。

（5）PET 或 PET-CT 扫描：可以进行全身性扫描，帮助确定癌症是否已经扩散到周围淋巴结或身体的其他部位。

（6）骨扫描：帮助检查是否有骨转移。

病理学检查（组织标本活检）

（1）组织标本活检是确定前列腺癌的唯一方法。

（2）核心穿刺活检：摘取前列腺组织样本，在显微镜下观察是否有癌细胞。核心穿刺活检是用于检查前列腺癌的主要方法。

（3）前列腺癌风险评估：使用格里森（Gleason）分级系统对前列腺癌细胞的异常程度进行分类。格里森得分越高表明癌症肿瘤的严重程度越高。这有助于医生选择最佳的治疗方案和预测癌症疾病的发展速度。

前列腺癌分期：

一期：无明显癌症肿块，PSA 水平低于 10。

二期：发现局部癌症肿块，PSA 水平在 10 ～ 20。

三期：癌细胞已经扩散到前列腺外层以及临近区域，PSA 水平高于 20。

四期：癌细胞已经扩散到身体的其他器官以及远处淋巴结组织。

鉴别诊断

前列腺癌的鉴别诊断包括前列腺肥大（良性增生）、前列腺炎症、良性肿瘤等。

白血病

白血病是在人体血液中形成的癌症，通常称为"血癌"，白血病起源于骨髓（白细胞或淋巴细胞）。

白血病是一类特殊的癌症。这些白细胞在骨髓内正常生长的过程中失去控制，大量无序地生长，形成有病变的白血病细胞（癌细胞），如果停留在骨髓内，会破坏那里正常细胞的生长；如果进入血液，这些白血病细胞会扩散到身体的其他器官，会阻止或破坏其他细胞的正常工作，最后导致生命危险。

目前，临床上已经发现有多种类型的白血病，有些白血病在儿童中常见，有些主要发生在成人中。

病人体征和症状

许多早期白血病患者可能没有任何明显临床症状。不同类型的白血病，其症状会有所不同。常见的体征和症状：发烧或发冷；身体感到疲劳和虚弱；频繁或严重的感染；不明原因的体重减轻；淋巴结肿大、肝脏或脾脏肿大；容易出血或瘀伤；复发性流鼻血；

皮肤上有微小的红斑（瘀斑）；出汗过多，尤其是在夜间；骨痛。

个人和家庭病史

遗传性疾病：一些遗传性疾病可能与罹患白血病的风险增加有关，如唐氏综合征、克兰费尔特综合征、神经纤维瘤病等。

化学品接触史：长期暴露于某些化学物质会增加罹患白血病的风险，例如苯，该物质广泛用于清洁类产品、胶水、脱漆剂等。

白血病家族史：如果家庭成员（父母或兄弟姐妹）有人罹患白血病，如慢性淋巴细胞白血病，其患病风险可能会增加。

医生检查

（1）常规身体检查：评估身体的整体健康状况。医生会特别观察白血病的体征，例如，贫血引起的苍白皮肤、皮肤瘀斑、淋巴结肿大、肝脏和脾脏肿大、可能的感染迹象等。

（2）骨髓测试：检查骨髓细胞的情况。

（3）脊椎穿刺：检查脑脊液的情况。

（4）淋巴结活检：检查有关淋巴结的情况。

实验室检查

（1）常规血象检查：全血细胞计数，测量红细胞、白细胞和血小板的数量。

（2）外周血涂片检查：将一滴血涂抹在载玻片上，在显微镜下观察细胞的变化，特别是白细胞。

（3）血液化学测试：测试血液中某些化学物质或矿物质的含量。

（4）凝血测试：进行血液凝固测试，观察血液是否能够正确凝固。

（5）显微镜常规检查：通常由病理医生用显微镜观察骨髓或血液样本，这是诊断白血病最为重要的检查。

（6）染色体测试或细胞遗传学测试：检查细胞内的染色体（长链 DNA）的变化。例如，染色体易位、染色体缩短（费城染色体）。

（7）聚合酶链反应（PCR）测试：一种非常敏感的 DNA 测试，用于发现特定细胞基因的变化。

（8）其他分子和基因测试：检查白血病细胞中的特定基因或分子变化，例如 BCR-ABL 基因等。

影像学检查

白血病通常不会形成肿瘤，因此影像学检查不像其他类型的癌症肿瘤那样有用。医生会根据病人的具体病情或癌症的发展阶段，选用不同的影像学检查。

（1）超声波检查：用于观察身体表面附近的淋巴结或腹部内的器官，例如肾脏、肝脏和脾脏等。

（2）胸部 X 线检查：检查肺部是否有感染，也可以用于检查胸部肿大的淋巴结。

（3）CT 检查：检查身体内是否有淋巴结或器官肿大。例如脾脏肿大。

（4）MRI 检查：帮助详细观察大脑和脊髓情况。

（5）PET 或 PET-CT 扫描：可以进行全身性扫描，帮助确定癌症是否已经扩散到身体淋巴结或其他部位。

病理学检查（组织标本活检）

（1）骨髓检查：白血病始于骨髓，因此检查和确定骨髓中的白血病细胞最为重要，通过骨髓抽吸获得骨髓组织样本，在显微镜下检查细胞变化情况。例如，细胞数量、形状和大小，以及细胞中的颗粒特征等。

（2）血液检查：在显微镜下检查和确定白血病细胞。

常见的白血病有两类，第一类是根据白血病进展的速度分类，分成急性白血病和慢性白血病；第二类是根据受影响的白细胞类型分类，分成淋巴细胞白血病和髓性或粒细胞白血病。

白血病的主要类型：

（1）急性淋巴细胞白血病（ALL），起源于骨髓淋巴细胞，发病急速，白血病细胞（癌细胞）很快侵入血液，并扩散到身体的其他部位，包括淋巴结、肝脏、脾脏、神经系统等，如果不及时治疗，可能会在几个月内致命。

（2）急性髓性白血病（AML），起源于骨髓的髓样细胞（非淋巴细胞），白血病细胞迅速进入身体血液，但有时会扩散到身体的其他部位，包括淋巴结、肝脏、脾脏、神经系统等。

（3）慢性淋巴细胞白血病（CLL），是成人中最常见的白血病。疾病进展非常缓慢，许多病人开始几年内没有任何症状。

（4）慢性粒细胞白血病（CML），也称为慢性髓性白血病，主要发生在成人身上。

除了以上四大类型以外，还有一些其他特殊类型的白血病。

大多数儿童白血病都是急性的，其中的急性淋巴细胞白血病是儿童和青少年最常见的白血病类型。这些白血病病情发展迅速，通常需要及时治疗。

鉴别诊断

白血病鉴别诊断包括淋巴瘤、普通贫血、地中海贫血、血友病等。

淋巴瘤也起源于骨髓的淋巴细胞。白血病与淋巴瘤的主要区别在于，癌细胞存在于骨髓和血液的称为白血病，而癌细胞存在于淋巴结的称为淋巴瘤，二者有许多相似的临床症状。

淋巴瘤

淋巴瘤或称淋巴癌，是一种属于白细胞家族中的淋巴细胞的恶性肿瘤，也称为身体免疫系统的细胞癌症。淋巴瘤最早是由一名叫霍奇金（Hodgkin）的英国病理学家描述的疾病，之后一直被称为霍奇金病或霍奇金淋巴瘤。

这类癌症是目前被认为治疗效果和预后最好的癌症之一。

淋巴系统是我们身体的防御系统，是主要由免疫器官、淋巴结、淋巴管和淋巴液共同组成的全身网络循环系统。免疫器官有脾脏、骨髓、胸腺等。其中的液体内容主要由两种淋巴细胞组成：①B淋巴细胞（简称B细胞），B细胞主要功能是生产称为抗体的免疫物质，这些物质可以保护身体免受细菌和病毒的入侵和伤害。②T淋巴细胞（简称T细胞），T细胞主要功能是吞食和破坏入侵的细菌或异常细胞。

正常情况下，这些淋巴细胞会有序地生长发育和发挥应有的生理功能。但是，在淋巴瘤疾病的情况下，这些淋巴细胞会失去控制、无序的快速生长发育，进行异常突变分裂，并且失去正常的生理功能。这些异常的细胞开始聚集在身体的淋巴结或其他组织器官，如骨髓或脾脏中，逐步形成大小不同的癌症肿瘤，并且阻止或破坏其他细胞的正常工作，最后导致人体生命危险。

目前发现有多种淋巴瘤，一般划分为霍奇金淋巴瘤和非霍奇金淋巴瘤，其中，大部分为非霍奇金淋巴瘤。

病人体征和症状

淋巴瘤最常见的症状是淋巴结肿大或皮下肿块。往往病人自己发现身体上一个或多个肿大淋巴结或肿块，通常位于颈部、腋窝或腹股沟处。有的在喝酒后可能会感到疼痛。随着时间的推移，肿块可能会不断变大，或者在其附近或身体的其他部位出现新的肿块。其他体征和症状包括非感染性的持续发烧或间歇性发烧、夜间盗汗、身体感到疲劳和虚弱、不明原因的消瘦、食欲不振、腹部饱胀、皮肤瘙痒、胸痛或呼吸短促。许多早期淋巴瘤也可能无任何明显症状。

个人和家庭病史

年龄因素：淋巴瘤可以发生在任何年龄，但以青少年时期和55 岁以后最常见。

EB 病毒感染史：研究发现 EB 病毒感染会增加罹患淋巴瘤的风险。

淋巴瘤家族史：如果家庭成员（父母或兄弟姐妹）有人罹患淋巴瘤，其患病的风险可能会增加。这一现象可能与 EB 病毒在家庭成员中的互相传染有关。

免疫系统功能减弱的人群容易罹患淋巴瘤。例如，感染艾滋病毒的人、在器官移植后服用抑制免疫系统药物的人、患有自身免疫系统疾病的人等。

医生检查

（1）常规身体检查：评估身体的整体健康状况。检查颈部淋巴结肿大或身体其他部位的淋巴结肿大。另外还会检查可能由于淋巴瘤引起的器官肿大，例如肝脏、脾脏、肺、胃、骨骼、睾丸等。

霍奇金淋巴瘤几乎可以发生在身体的任何地方，但大多数情况下它始于身体上部的淋巴结，最常见的部位是胸部、颈部或手臂下方。

霍奇金淋巴瘤通过淋巴管从一组淋巴结扩散到另外一组淋巴结。在疾病晚期，它可以通过淋巴网络系统扩散到身体的其他部位，例如肝脏、肺或骨髓。

一般来说，感染是引起淋巴结肿大最常见的原因，医生会在淋巴结肿大的周围寻找感染的迹象，判断是否会随着感染消失而自行缩小。如果医生怀疑是淋巴瘤或其他癌症，可能会建议对肿大的淋巴结进行活检。

（2）骨髓测试：检查骨髓细胞的情况，以发现淋巴瘤是否存在骨髓中。

（3）淋巴结活检：常用的淋巴结有针刺活检、切除或切口活检，后者是身体皮下肿大淋巴结首选和最常见的淋巴结活检。

实验室检查

（1）常规血象检查：全血细胞计数，包括测量红细胞、白细胞和血小板的数量。淋巴瘤可以引起白细胞升高或贫血。

（2）外周血涂片检查：将一滴血涂抹在载玻片上，在显微镜下观察细胞的变化，特别是淋巴细胞和白细胞。

（3）血液化学测试：测试血液中某些化学物质或矿物质的含量。

（4）凝血测试：进行血液凝固测试，观察血液是否能够正常凝固。

（5）染色体测试或细胞遗传学测试：检查细胞内的染色体（长链 DNA）的变化，例如，染色体易位、染色体缩短（费城染色体）。

（6）聚合酶链反应（PCR）测试：这是一种非常敏感的 DNA 测试，用于发现特定细胞基因的变化。

影像学检查

医生会根据病人的具体病情或癌症的发展阶段，选用不同的影像学检查。

（1）超声波检查：用于观察身体表面附近的淋巴结或腹部内的器官，例如肾脏、肝脏和脾脏等。

（2）胸部 X 线检查：检查肺部是否有病变，是否有胸部肿大的淋巴结。

（3）CT 检查：检查身体内是否有淋巴结肿大或器官肿大，例如脾脏肿大。CT 扫描对于寻找颈部、胸部、腹部和骨盆中的淋巴瘤非常有用。另外，CT 还可以引导穿刺活检。

（4）MRI 检查：用于替代 CT 的检查，因为不使用 X 射线，可以避免辐射照射引起的副作用，尤其是对于儿童和青少年，以及特殊的器官，例如大脑和脊髓。

（5）PET 或 PET-CT 扫描：可以用于全身扫描，帮助确定癌症是否已经扩散到身体淋巴结或其他部位。

（6）骨扫描。检查淋巴瘤是否可能转移到骨骼。

病理学检查（组织标本活检）

取出淋巴结组织样本，在实验室中进行检查。这是确定淋巴瘤诊断的唯一方法，通常由病理医生来完成检查。

淋巴瘤通常分为两类：一是霍奇金淋巴瘤；二是非霍奇金淋巴瘤。霍奇金淋巴瘤含有一种特殊的细胞，被称为 Reed-Sternberg 细胞，而非霍奇金淋巴瘤不含有 Reed-Sternberg 细胞。

淋巴瘤分期：

一期：癌细胞只局限在 1 个淋巴结区域或 1 个淋巴器官中，如胸腺；或癌细胞仅在淋巴系统外的 1 个器官的局部组织中发现。

二期：癌细胞已扩散到 2 个以上淋巴结区域，或癌细胞从 1 个淋巴结区域局部延伸到附近器官。

三期：癌细胞已经扩散到腹腔隔膜两侧的淋巴结区域，或癌细胞扩散至位于膈肌和脾脏上方的淋巴结中。

四期：癌细胞已扩散和转移到淋巴系统以外至少 1 个器官，例如肝脏、骨髓或肺。

鉴别诊断

淋巴瘤鉴别诊断包括白血病、感染引起的淋巴结肿大、普通贫血、地中海贫血、血友病等。

白血病和淋巴瘤常常被混淆，其原因在于它们都被认为是"血液相关的癌症"。淋巴瘤与白血病的主要区别在于：①如果癌细胞出现在骨髓和血液里，通常被称为白血病；如果癌细胞出现在淋巴结，则被称为淋巴瘤或淋巴癌。淋巴瘤细胞通常不会出现在外周血液中。②一般来说，白血病是儿童中最常见的癌症，淋巴瘤一般发生在青少年时期或 55 岁以上的人群中。

子宫癌

子宫癌是一种从子宫内膜细胞开始的癌症，又称子宫内膜癌。

病人体征和症状

子宫癌病人常见症状包括绝经后经常性阴道出血、月经不正常、阴道异常排泄物、腹部和盆腔疼痛等。

个人和家庭病史

体质因素：肥胖与身体内分泌激素变化有关，罹患子宫癌的风险增加。

年龄因素：随着年龄的增长，罹患子宫癌的风险会增加。子宫癌常常发生在更年期的女性中。

家族史：家里近亲成员有人罹患结直肠癌或子宫癌。

身体激素水平：妇女长期服用激素（激素替代疗法）会增加罹患子宫癌的风险。

医生检查

妇科检查：包括阴道、宫颈、子宫、输卵管、卵巢和直肠周围的异常体征或肿块。

实验室检查

（1）常规验血：帮助了解病人整体健康状况，例如，全血细胞计数（CBC），测量血液中不同细胞的含量水平（红细胞、白细胞和血小板等等）。子宫癌常常可能导致出血，其红细胞计数会降低（贫血）。

（2）CA-125血液检查：CA-125是一种可以由多种癌症肿瘤释放到血液中的抗原蛋白质物质，包括子宫癌、卵巢癌等。另外，一些非癌症疾病也可以升高CA-125水平，例如子宫肌瘤、盆腔炎症等。

（3）基因检测：检查一些与子宫癌有关的癌症基因，例如遗传性非息肉大肠癌突变基因。

影像学检查

医生会根据病人的具体病情或癌症的发展阶段，选用不同的影像学检查。

（1）超声波检查：可以观察子宫、卵巢、输卵管、膀胱和整个骨盆区域。

（2）胸部X线检查：帮助排除癌症是否已扩散到肺部。

（3）CT：如果肿瘤较大或担心癌症扩散，通常会进行CT扫描检查。

（4）MRI检查：能够更好地观察子宫和骨盆区域，帮助发现晚期癌症是否扩散到脊柱、脊髓或大脑。

（5）PET或PET-CT扫描：可以进行全身性扫描，帮助确定癌症是否已经扩散到周围淋巴结或身体的其他部位。

病理学检查（组织标本活检）

子宫内膜活检：从子宫内膜上获取组织样本，在显微镜下检查癌细胞或其他异常细胞。子宫内膜活检是子宫癌最常用的检查手段。

最常见的子宫癌是腺癌。

子宫癌分期：

一期：癌细胞只局限在子宫内膜或子宫肌层里面。

二期：癌细胞已从子宫内扩散到子宫颈组织。

三期：癌细胞已经扩散到子宫和子宫颈之外，例如，周围的结缔组织、输卵管、卵巢、阴道和主要动脉附近的淋巴结，但不会超出骨盆。

四期：癌细胞已经扩散到子宫和盆腔器官之外的其他部位，例如腹股沟、肠道、肝脏、肺部或骨骼等。

鉴别诊断

子宫癌的鉴别诊断包括子宫肌瘤、子宫炎症、子宫良性肿瘤等。

宫颈癌

宫颈癌是发生在子宫颈部的癌症，是女性中常见的癌症之一。目前尚不清楚是什么原因导致宫颈癌，但可以肯定人乳头瘤病毒（HPV）是导致宫颈癌最危险的因素，大约90%的宫颈癌是由于HPV感染引起的。

HPV疫苗接种可以有效地预防宫颈癌。在美国，女孩在11或12岁开始接种HPV疫苗。

病人体征和症状

病人常见体征和症状包括性交后不定期或绝经后的阴道出血，性交时疼痛或骨盆疼痛，阴道异常分泌物，生殖器出现凸起、无痛、肤样色的疣状物。

个人和家庭病史

人乳头瘤病毒（HPV）感染：HPV 是一类常见的皮肤病毒。大多数感染该病毒的患者身体可以自行控制或清除感染或长期携带病毒。但是，如果长期慢性感染（宫颈炎症和糜烂），加上其他不利因素，例如，抽烟、污染环境因素、不良个人生活方式、身体免疫功能降低等，最终可能导致罹患宫颈癌。

多个性伴侣：性伴侣的数量越多，感染 HPV 的机会就越大。

避孕药：长期服用口服避孕药可能会增加宫颈癌风险。

医生检查

（1）妇科检查：检查包括子宫、阴道、卵巢、子宫颈、膀胱和直肠等部位。

（2）阴道镜：检查观察子宫颈是否有异常改变。在阴道镜检查期间，医生可能会获取宫颈组织细胞样本（组织标本活检）。

（3）膀胱镜检查：检查癌症是否已扩散至膀胱。

（4）结直肠镜检查：检查癌症是否已扩散到直肠或结肠。

（5）腹腔镜检查：检查癌症是否已扩散至腹腔。

实验室检查

宫颈癌的检查除了常规血象检查之外，一般会进行以下特殊的检测：

（1）巴氏试验（子宫颈抹片检查，Pap 涂片）：在诊断宫颈癌中起着至关重要的作用，是大多数患者最初被发现罹患宫颈癌的一个简单测试。巴氏试验也常常作为宫颈癌的早期筛查。

（2）人乳头瘤病毒（HPV）DNA 测试：如果 HPV 检测是"阳性"，这意味着患者为 HPV 者感染或 HPV 携带者，罹患宫颈癌的可能性很高。

HPV 检测并不是诊断宫颈癌的准确检测方法。目前已经发现有超过 100 种 HPV 病毒株，但并非所有 HPV 病毒株都会导致癌症。大约 70% 的宫颈癌是由 HPV16 和 HPV18 引起的，另外 20% 的宫颈癌与 HPV31、33、34、45、52 和 58 感染有关联。

影像学检查

医生会根据病人的具体病情或癌症的发展阶段，选用不同的影像学检查。

（1）超声波检查：可以观察子宫颈、卵巢、输卵管、膀胱和整个骨盆区域。

（2）胸部 X 线检查：帮助排除癌症是否已扩散到肺部。

（3）CT 检查：如果肿瘤较大或者担心癌症扩散，通常会进行 CT 扫描检查。

（4）MRI 检查：能够更好地观察子宫颈和骨盆的区域，帮助检查晚期宫颈癌是否已扩散转移到脊柱、脊髓和大脑等等。

（5）PET 或 PET-CT 扫描：可以进行全身性扫描，帮助确定癌症是否已经扩散到周围淋巴结或身体的其他部位。

病理学检查（组织标本活检）

宫颈病变部位进行组织标本检测，病理医生的检查是确定诊断宫颈癌的唯一方法。

获取组织标本的方法有以下几种：

（1）局部组织涂片检查（巴氏试验）。

（2）穿刺活检（阴道镜活检）。

（3）子宫颈刮除术。

（4）环形电外科切除术。

（5）锥形活组织检查。

宫颈癌的主要类型为鳞状细胞癌，少数为腺癌。

宫颈癌的分期：

一期：癌症局限于子宫颈。

二期：癌症存在于子宫颈和阴道的上部。

三期：癌症已扩散到附近的子宫和阴道或骨盆壁。

四期：癌症已扩散到附近的器官，如膀胱或直肠；或已扩散到身体的其他部位，如肺、肝或骨骼等。

鉴别诊断

宫颈癌的鉴别诊断包括子宫颈炎、子宫内膜癌（子宫癌）、一些性传播疾病，例如梅毒、疱疹等。

卵巢癌

卵巢癌是一种发生在卵巢的癌症。

病人体征和症状

卵巢癌病人常见的体征和症状包括腹胀或腹部肿胀，吃东西时容易有饱腹感，不明原因的体重减轻，骨盆区域不适，排便习惯的变化（如便秘或腹泻），尿频尿急。早期卵巢癌症通常不会出现任何症状，即使是晚期卵巢癌也可能无明显症状。

个人和家庭病史

卵巢癌可以发生在任何年龄段，但在 50 至 60 岁的女性中最常见。

遗传基因突变：一小部分卵巢癌是由父母遗传的基因突变引起的，例如，BRCA1 和 BRCA2，这些癌症突变基因增加罹患乳腺癌的风险，同时也与卵巢癌有关联。另外，其他基因突变，包括 Lynch 综合征相关的基因突变，也会增加罹患卵巢癌的风险。

卵巢癌家族史：如果家里有亲人患有卵巢癌，则罹患该疾病的风险增加。

雌激素替代疗法：长期使用雌激素可以增加罹患卵巢癌风险。

身体激素变化：较早的年龄开始月经或者较晚的年龄开始更年期，都可能增加罹患卵巢癌的风险。

医生检查

（1）常规身体检查：评估身体的整体健康状况。

（2）盆骨检查：检查卵巢是否增大或腹部有液体迹象（腹水）。

（3）腹腔镜检查：观察卵巢和其他盆腔器官和组织。此外，医生可以通过腹腔镜切口操作小器械进行活组织检查。

（4）结肠镜检查：医生用结肠镜观察结肠和直肠。此外，可以通过结肠镜进行组织标本活检，检查卵巢癌是否转移到结肠或直肠。

实验室检查

（1）常规验血：血细胞计数测试（红细胞、白细胞和血小板）。

（2）肾脏和肝脏功能测试。

（3）CA-125测试：身体CA-125水平升高提示罹患卵巢癌的可能性。请注意，其他一些非癌症疾病也可能引起CA-125水平升高，例如，子宫内膜异位症和盆腔炎等。此外，并非所有卵巢癌的CA-125水平都会增高。

（4）人绒毛膜促性腺激素（HCG）检查：HCG水平升高提示罹患卵巢癌的可能性。

（5）甲胎蛋白（AFP）检查：测试水平升高提示罹患卵巢癌的可能性。

（6）乳酸脱氢酶（LDH）检查：测试水平升高提示罹患卵巢癌的可能性。

（7）身体激素水平测试：雌激素和睾酮等激素的血液水平升高提示可能罹患卵巢癌。

（8）癌症基因检测：检查一些与卵巢癌有关的癌症基因，如遗传性非息肉大肠癌突变基因。

影像学检查

医生会根据病人的具体病情或癌症的发展阶段，选用不同的影像学检查。

（1）超声波检查：当开始怀疑卵巢有问题，超声波通常是首选的检查，可以帮助判断是固体肿块（肿瘤）或液体的囊肿。

（2）胸部X线检查：帮助确定卵巢癌是否已经扩散（转移）到

肺部。

（3）CT检查：可以显示详细的组织横截面图像，肿瘤位置、形状和大小，可以帮助发现卵巢癌是否已经扩散到其他器官。

（4）MRI检查：并不经常用于卵巢癌诊断，但可以帮助了解癌症肿瘤是否已经扩散到身体的其他部位，例如大脑和脊髓等。

（5）PET或PET-CT扫描：可以进行全身性扫描，帮助确定癌症是否已经扩散到周围淋巴结或身体的其他部位。

（6）骨扫描：检查是否有骨转移。

病理学检查（组织标本活检）

对于卵巢癌，组织标本活检常常是通过在手术期间切除肿瘤后来完成。在极少数情况下，可能会在腹腔镜检查过程中进行活检。如果病人已经有腹水（腹部积液），可能会通过腹腔穿刺术的手术进行组织活检。

卵巢癌类型：

大约90%的卵巢癌属于上皮癌症肿瘤，其他类型包括：基质（间质）癌症肿瘤和生殖细胞癌症肿瘤。

卵巢癌分期：

一期：癌症肿瘤仅局限于卵巢或输卵管。

二期：癌症肿瘤生长在一侧或双侧卵巢或输卵管，加上癌症侵入骨盆里的区域组织。

三期：癌症肿瘤生长在一侧或双侧卵巢或输卵管，加上癌症侵入骨盆以外的临近区域组织和周围淋巴结。

四期：癌症已经扩散转移到身体的其他器官，例如肝脏、肺、骨骼等。

鉴别诊断

卵巢癌的鉴别诊断包括卵巢或输卵管的良性肿瘤，卵巢或输卵管炎症等。

鼻咽癌

鼻咽癌是发生在鼻咽部的癌症。是中国广东、广西以及东南亚国家和地区常见的一种癌症。

病人体征和症状

鼻咽癌病人常见的体征和症状包括颈部肿块，颈部淋巴结肿大，咽喉反复感染，耳部反复感染，视力模糊或复视，面部疼痛或麻木，头痛，听力丧失、耳鸣或耳朵饱胀感，张嘴困难，流鼻血，鼻塞，咽喉不适。在早期阶段，鼻咽癌可能不会出现任何症状，因此，鼻咽癌在早期很难被发现。

个人和家庭病史

性别因素：鼻咽癌在男性中的比例高于女性。

年龄因素：鼻咽癌可以发生在任何年龄，但最常见于 30 至 50 岁的成年人。

饮食盐腌食品：长期食用含盐腌鱼和肉类，或腌制的蔬菜。

EB 病毒感染：鼻咽癌病人一般患有 EB 病毒感染或携带 EB 病毒。

家族史：如果家庭成员中有人患有鼻咽癌，则会增加罹患该疾病的风险。

酒精和烟草：长期过量饮酒和吸烟会增加罹患鼻咽癌的风险。

工作职业：长期接触甲醛等化学物质。

医生检查

（1）常规身体检查：评估身体整体的健康状况。耳鼻喉专科医生会进行耳朵、鼻子和咽喉部位的详细检查。

（2）鼻腔内窥镜检查：如果鼻腔内组织发现异常，医生可能会同时进行活组织检查。

临床上，大多数鼻咽癌病人都有局部转移，癌细胞已侵入到周围区域，例如，颈部的淋巴结肿大。晚期鼻咽癌最常见的转移部位是骨骼、肺部和肝脏，因而可能会出现转移性癌症引起的体征。

实验室检查

（1）常规验血：帮助了解病人整体健康状况，例如，全血细胞计数（CBC），测量血液中不同细胞的含量水平（红细胞、白细胞和血小板等）。

（2）EB 病毒抗体测试：抽血检查结果呈阳性表明病人感染过EB 病毒。

影像学检查

医生会根据病人的具体病情或癌症的发展阶段，选用不同的影像学检查。

（1）胸部 X 线检查：帮助发现是否有鼻咽癌肺转移。

（2）颈部超声波检查。超声波用于观察局部器官和肿瘤情况，并且评估局部血管的血流量。

（3）CT 检查：可以显示肿瘤位置、形状和大小，以及附近血管的分布状况。

（4）MRI 检查：帮助检查肿瘤的大小和评估癌症组织和周围血管的血流量；帮助辨别恶性肿瘤或良性肿瘤；帮助检查癌症是否已经扩散到身体的其他部位。

（5）PET 或 PET-CT 扫描：可以进行全身性扫描，帮助确定癌症是否已经扩散到周围淋巴结或身体的其他部位。

（6）骨扫描：鼻咽癌常见的转移部位是骨骼，骨扫描帮助确定鼻咽癌是否有骨转移。

病理学检查（组织标本活检）

鼻腔内窥镜检查：一方面通过内窥镜观察鼻腔和咽喉内部组织情况，另一方面使用特殊工具通过内窥管摘取组织样本进行组织标本活检。

鼻咽癌主要为鳞状上皮细胞癌。一般分为三种类型：①非角化未分化癌；②非角化分化癌；③角化鳞状细胞癌。

鼻咽癌分期：

一期：局部鼻咽癌，癌症尚未扩散到周围淋巴结。

二期：癌症已经扩散到附近的组织和淋巴结。

三期：癌症已经扩散到远端的组织和淋巴结。

四期：癌症已经明显扩散转移到身体的其他器官，如肺转移、骨转移、肝转移等。

鉴别诊断

鼻咽癌的鉴别诊断主要包括鼻咽部位的其他癌症（淋巴瘤、腺癌等），另外还有慢性咽喉炎、慢性鼻炎、颈部淋巴结核、良性肿瘤等。

皮肤癌

皮肤癌是一种在皮肤组织中形成的癌症疾病。在美国和其他许多西方国家，皮肤癌是最常见的癌症类型之一，也是最容易治疗的癌症之一。

皮肤癌可能发生在身体皮肤的任何部位，但最常见于经常暴露在阳光下的部位，如面部、颈部、肩背部和手部。

病人体征和症状

皮肤凸起的肉色肿块，可能会发痒、触痛或疼痛；深色或红色鳞状斑块、硬皮或开始渗出或出血；痣或斑点出现形状、颜色、大小或感觉的变化；不愈合的丘疹；开放性皮肤溃疡；皮肤癌通常很脆弱，剃须后或轻微擦伤后可能会出血，而且不易愈合。

个人和家庭病史

紫外线曝光：过度暴露于紫外线（UV）被认为是大多数皮肤癌的主要危险因素。太阳光是紫外线的主要来源。长期和反复的紫外线照射会破坏皮肤细胞 DNA，加上其他因素的影响，就有可能引起皮肤癌。

浅色皮肤的人群：皮肤色素——黑色素对皮肤具有保护作用。相比之下，浅色皮肤人群罹患皮肤癌的风险较高。白化病（一种遗传缺乏保护性皮肤色素）病人特别要注意。在美国，与非洲裔美国人或西班牙裔美国人相比较，白人罹患皮肤癌的风险要高得多。

晒伤史：许多皮肤癌病人常常有皮肤过度的晒伤史。

年龄因素：随着年龄的增长，罹患皮肤癌风险也会增加。这可能是因为随着时间的推移，长年太阳曝晒的累积导致皮肤受到伤害。

性别因素：男性比女性更容易罹患皮肤癌。

化学品接触史：长期暴露于某些化学品会增加罹患皮肤癌风险，例如砷、煤焦油、石蜡等。

长期或严重的皮肤疾病，例如慢性炎症、皮肤过敏症等。

身体免疫系统功能减弱，例如曾经进行器官移植的人。

人乳头瘤病毒感染：一些皮肤癌与某些类型的人乳头瘤病毒感染关系密切。

抽烟：吸烟的人罹患皮肤癌的风险增高，特别在嘴唇的部位。

医生检查

（1）常规身体检查：评估身体的整体健康状况。除了常规体检外，医生会检查皮肤异常的凸起或斑点的大小、形状、颜色和质地，以及是否有出血、渗血或结痂，也会检查附近的淋巴结或皮下的肿块。如果普通医生检查时怀疑患有皮肤癌时，会转诊给皮肤科专科医生。

（2）皮肤镜检查：皮肤科医生使用一种皮肤镜（发光显微镜）

来更清晰地观察皮肤上的可疑部位。皮肤癌最常见于暴露在阳光下的身体部位，如头部、面部、颈部、耳朵、唇部、肩膀、背部、手臂、手背等。但是，有些可能会出现在臀部或脚底部。

（3）皮肤组织活检：如果医生认为可疑区域可能是皮肤癌，那么该区域（或其中一部分）将被切除和收集样本，并送到实验室进行显微镜观察，以确定是否是癌症。在许多情况下，医生在活组织取样时会切除整个癌症肿瘤，这样足以治愈皮肤癌，而无需进一步的治疗。

实验室检查

（1）常规验血：帮助了解病人整体健康状况，例如，全血细胞计数（CBC），测量血液中不同细胞的含量水平（红细胞、白细胞和血小板等等）。

（2）眼睛检查：如果疾病发生在头或脸面区域，一些医生可能透过镜片和瞳孔检查眼睛内部情况，包括视网膜和视神经，以便排除癌症转移到眼睛的可能性。

影像学检查

医生会根据病人的具体病情或癌症的发展阶段，选用不同的影像学检查。

（1）超声波检查：可以观察皮肤癌区域周围肿大淋巴结的情况。

（2）胸部 X 线检查：帮助排除癌症是否已扩散到肺部。

（3）CT 检查：如果癌症较大或担心癌症扩散，通常会进行 CT 检查，从不同角度拍摄一系列身体内部区域（如头部、颈部和胸部）的详细照片。

（4）MRI 检查：能够更好地观察可疑癌症转移的器官或区域。

（5）PET 或 PET-CT 扫描：可以进行全身性扫描，帮助确定癌症是否已经扩散到身体淋巴结或转移到身体的其他部位，例如肝脏和肺。

病理学检查（组织标本活检）

（1）皮肤活检样本被送到实验室，病理医生在显微镜下检查是否有癌细胞或其他异常细胞。

（2）淋巴结活检。皮肤癌很少会扩散到皮肤外，但如果发生扩散的情况，通常会先影响附近的淋巴结。如果医生发现癌症附近皮肤下的淋巴结肿大，将会进行淋巴结活检以查明癌症是否已经扩散。

在被诊断出皮肤癌症后，医生会试图弄清楚癌症是否已经扩散，如果有的话，会扩散或转移多远。根据多种检查（包括影像学检查等）进行皮肤癌分期。但是，临床上很少需要进行分期，因为大多数皮肤癌处于局部状态（原位癌或 0 期）。

最常见的皮肤癌有三种类型：

（1）基底细胞癌：最常见的皮肤癌，约占所有皮肤癌的 80%。癌症生长在表皮最下层的细胞，称为基底细胞层。基底细胞癌有可能会扩散到癌症周围的组织，但它通常不会扩散到身体的器官部位。

（2）鳞状细胞癌：往往可以转移或扩散到其他器官，并且可能导致生命危险。

（3）黑色素瘤：由皮肤色素形成细胞——黑色素细胞发展而来，黑色素瘤比基底细胞癌和鳞状细胞癌更为少见。

皮肤癌分期：

一期：癌细胞只局限在表皮的鳞状细胞或基底细胞层，癌症面积大小不超过 2 厘米。

二期：癌症面积大小在 2 ～ 4 厘米。

三期：发现以下的其中一项。①癌症面积大于 4 厘米。②癌症可能已扩散到骨骼，但骨骼没有受到损害。③癌症扩散到皮下深部组织。④癌症可能扩散到身体同一侧的一个淋巴结。

四期：发现以下的其中一项。①癌症已扩散到淋巴结和淋巴结外的其他组织。②多个淋巴结肿大。③癌症已扩散到骨髓或骨骼，并且骨骼已经受损。④癌症已扩散到身体的其他器官，例如肺部、肝脏或大脑等。

鉴别诊断

皮肤癌鉴别诊断包括各种类型的皮肤斑点或痣、脂溢性角化病、血管瘤、脂肪瘤、疣、皮肤过敏症、皮肤炎症等。

甲状腺癌

甲状腺癌是一种发生在甲状腺组织的恶性肿瘤疾病，是女性常见的恶性肿瘤之一，特别是年轻女性。近十多年来，甲状腺癌的发病率在迅速攀升。甲状腺癌通常生长缓慢，绝大多数可以治愈，是所有癌症中治愈率最高的癌症之一。

甲状腺癌有多种类型，最常见的是乳头状甲状腺癌。

病人体征和症状

甲状腺癌通常在疾病的早期不会出现任何体征或症状，常常是在例行的体检中被发现。随着甲状腺癌肿瘤的不断变大，病人可能出现的体征或症状：脖子上感觉到肿块或结节、声音改变或声音嘶哑、吞咽困难或疼痛、脖子或喉咙疼痛、颈部淋巴结肿大、颈部疼痛可能会延伸到耳朵等。

个人和家庭病史

年龄因素：甲状腺癌病例年龄大多在 20～65 岁。在美国，甲状腺癌是 20～34 岁女性最常见的癌症之一。

性别因素：女性罹患甲状腺癌的风险是男性的 3 倍。

曾经暴露于同位素辐射（包括 X 射线），尤其是在婴儿或儿童时期。

暴露于核辐射或居住在核电厂附近的人群。在美国，居住在距离核电厂 10 英里（16 千米）范围内的人群，政府医疗部门为这些人群提供可阻断辐射对甲状腺影响的药物（碘化钾）服用。

有甲状腺疾病或甲状腺癌的家族病史，例如，家族性甲状腺髓样癌通常是由 RET 基因的遗传突变引起。如果父母患有 RET 基因突变，那么下一代的孩子有 50% 的机会可能发生基因突变和罹患甲状腺癌。

一些内陆地区的居民由于食用的碘含量过低或患有碘缺乏症。一般来说，碘经常被添加到食盐中，以避免罹患碘缺乏症。

医生检查

除了常规身体检查以外，医生会特别注意检查病人脖子上的任何异常变化，包括甲状腺、喉咙和淋巴结。当发现有甲状腺肿块时，通常会进行甲状腺超声检查和细针穿刺活检。

实验室检查

除了常规验血检查以外，医生会根据病人的病情和当地的医疗条件选择进行以下检查：

（1）甲状腺激素水平，包括三碘甲状腺素（T3）和甲状腺素（T4）。

（2）促甲状腺激素（TSH）。

（3）甲状腺球蛋白（Tg）和甲状腺球蛋白抗体（TgAb）。

（4）降钙素和癌胚抗原（CEA）。

影像学检查

医生会根据病人的具体病情或癌症的发展阶段，选用不同的影像学检查。

（1）胸部 X 线检查：帮助确定癌症是否已经扩散（转移）到肺部。

（2）超声波检查：帮助判断是固体肿块或是液体的囊肿，可以显示甲状腺肿块的大小，还可以用于指导细针穿刺活检。

（3）CT 检查：可以显示身体组织和器官的详细横截面图像（例如，颈部）。可以显示肿瘤位置、形状和大小。

（4）MRI 检查：帮助发现癌症肿瘤是否已经扩散到身体的其他部位，例如肺、肝脏和大脑等。

（5）PET 或 PET-CT 扫描：可以进行全身性扫描，帮助确定癌症是否已经扩散到身体其他区域的淋巴结或身体的其他部位。通常会给病人静脉注射少量放射性糖物质，这种糖物质被消耗最多能量的癌细胞吸收，从而暴露癌症肿瘤的位置。

（6）放射性碘甲状腺扫描：一些情况下，医生会在甲状腺手术后进行放射性碘甲状腺扫描来确定局部组织是否仍然存在有癌细胞或癌细胞已经扩散到身体的其他部位。因为甲状腺癌细胞会大量地吸收碘，从而暴露癌细胞的存在。

（7）骨扫描：帮助发现是否有骨转移。

病理学检查（组织标本活检）

各种测试和检查表明可能有癌症的存在，但只有活检才能做出明确的诊断。诊断甲状腺肿块是否恶性或良性可以通过以下两种活检方法。

（1）穿刺活检（细针穿刺活检）：活检前进行局部麻醉，然后将一根细针插入肿块并吸取少许细胞和液体（组织样品）。病理学医生在显微镜下检查这些组织样品。

（2）手术活检：如果穿刺活检还不能定论，医生可能会建议进行手术活检，通过手术切除甲状腺的全部肿块和一部分肿块。病理学医生在显微镜下检查这些组织样品。

甲状腺癌有以下四种主要类型：

（1）乳头状甲状腺癌，大多数的甲状腺癌属于此类型（85%以上）。

（2）滤泡状甲状腺癌。

（3）间变性甲状腺癌。

（4）甲状腺髓样癌。

甲状腺癌临床分期：

一期：癌症肿瘤大小在 2 厘米以内。

二期：癌症肿瘤大小在 2～4 厘米。

三期：癌症肿瘤大于 4 厘米，癌细胞可能已经扩散到附近的组织和淋巴结。

四期：癌症肿瘤大小不限，癌细胞已经扩散到身体的其他部位，例如肺、骨骼、大脑等。

鉴别诊断

甲状腺癌的鉴别诊断包括甲状腺结节、淋巴瘤、颈部淋巴结核等。

临床上，常见的甲状腺肿块是甲状腺结节，大多数为良性，而不是癌症。甲状腺结节通常不会引起不适症状或不需要治疗。如果甲状腺结节变得足够大，以至于影响吞咽或呼吸时才需要进行必要的治疗。

胰腺癌

胰腺癌是发生在胰腺组织的恶性肿瘤疾病。胰腺癌是最难诊断和最难治疗的癌症之一，同时也是癌症死亡率最高的癌症之一。

胰腺主要由两种细胞组成：①外分泌细胞。负责制造和释放有助于食物消化的酶。②内分泌细胞。负责制造和释放调节身体血糖的激素，例如，胰岛素和胰高血糖素。

大约 95% 的胰腺癌是由外分泌细胞演变而来。

有医生说胰腺癌是一种"沉默的疾病"，因为没有明显的特异性症状。另外，目前还没有针对胰腺癌的特定测试或常规检查能够帮助发现胰腺癌。

病人体征和症状

胰腺癌通常在疾病早期不会出现任何体征或症状。随着病情的发展可能出现的体征或症状包括：

黄疸（皮肤和眼睛发黄）。正常情况下，肝脏会释放一种称为胆汁的液体，其中含有胆红素。胆汁通过胆总管进入肠道，有助于分解食物脂肪，最终由粪便排出体外。当胆总管被阻塞时（例如胰腺癌肿块的积压），胆汁无法进入肠道，身体内的胆红素就会增加，从而造成黄疸。

浅色粪便。胆红素通常有助于使粪便呈棕色和分解脂肪。如果胆管阻塞，粪便可能呈浅色或灰色（黏土色的粪便）。

棕色尿液。随着血液中胆红素水平的升高，尿液会变成棕色。

皮肤发痒。当胆红素在皮肤中堆积时，可以造成皮肤发痒。

上腹部或中腹部或背部疼痛。

腹胀或饱胀感。

食欲不振、恶心、呕吐或消化不良。

不明原因的体重下降。

身体疲乏无力。

个人和家庭病史

吸烟史：吸烟可能是罹患胰腺癌最重要的危险因素之一。吸烟人罹患胰腺癌的风险是不吸烟人的 2 ～ 3 倍。

体质因素：肥胖是另一个罹患胰腺癌的危险因素。与正常体重人相比较，肥胖人罹患胰腺癌的可能性增加约 20%。

性别因素：男性比女性更容易患胰腺癌。

年龄因素：大多数罹患胰腺癌的病人年龄在 45 岁以上。

有糖尿病或慢性胰腺炎的个人病史。

有胰腺癌或胰腺炎家族史：父母亲携带先天性突变基因或患有遗传性疾病，例如，多发性内分泌肿瘤 1 型（MEN1）综合征、遗传性非息肉性结肠癌（Lynch 综合征）、遗传性乳腺癌和卵巢癌综合征、家族性非典型多发性痣黑色素瘤（FAMMM）综合征等。

化学品接触史：长期暴露于某些化学物质（例如，农药、苯、某些染料和石油化学物质）可能会增加罹患胰腺癌的风险。

感染因素：某些感染可能增加罹患胰腺癌的风险，例如，幽门螺杆菌、肝炎病毒。

饮酒过量：一些研究表明，大量和长期饮酒导致慢性胰腺炎等疾病，增加罹患胰腺癌的风险。

医生检查

胰腺位于腹部深处，因此医生在进行体格检查时通常不容易发现肿瘤，医生可能会使用多种测试和检查手段来帮助诊断。主要检查病人的皮肤、舌头和眼睛是否发黄，黄疸通常是胰腺癌的首批症状之一。

实验室检查

除了常规验血检查以外，医生会根据病人的病情和当地的医疗条件选择进行以下检查：

（1）肝功能检查，例如血液胆红素测试。

（2）肿瘤标记物检测，例如癌症抗原（CA19-9）和癌胚抗原（CEA）。

影像学检查

医生会根据病人的具体病情或癌症的发展阶段，选用不同的影像学检查。

（1）胸部 X 线检查：帮助确定癌症是否已经扩散（转移）到肺部。

（2）超声波检查：如果不清楚是什么原因导致病人的腹部不适症状，腹部超声波检查可能是第一个需要进行的检查，可以观察胰腺和周围结构的图像。另外，有些医生使用内窥镜超声检查（EUS），该检查比普通腹部超声检查更为准确，对诊断胰腺癌比较有帮助。使用一根细而柔软的管子，里面有微型内窥镜，管子从咽喉向下通过食道和胃，进入肠道，最后达到胰腺周围。通过内窥镜直接观察胰腺组织的变化和拍摄照片；同时还可以获得完整的胰腺超声图和采集组织样本。

（3）胰胆管造影：帮助检查胰腺肿瘤是否造成胰管和胆管阻塞、变窄或扩张。常用的方法有内窥镜逆行胰胆管造影术（ERCP）、磁共振胰胆管造影术（MRCP）、经皮经肝胆管造影（PTC）。

（4）CT 检查：通常用于帮助诊断胰腺癌，可以相当清晰地显示胰腺癌的状况；还可以帮助发现癌症是否已经扩散到胰腺附近的器官以及周围淋巴结。

（5）MRI 检查：帮助发现癌症肿瘤是否已经扩散到身体的其他部位，例如肺、肝脏和大脑等。

（6）PET 或 PET-CT 扫描：可以进行全身性扫描，帮助确定癌症是否已经扩散到身体的淋巴结或远处的其他部位。

（7）血管造影检查：帮助发现特定区域的血流是否被肿瘤阻

塞，还有癌症组织自身异常血管分布的情况。

（8）骨扫描：帮助发现是否有骨转移。

病理学检查（组织标本活检）

医生会根据病情，选择以下不同的组织标本活检方法。

（1）经腹部皮肤活检：医生将一根细的空心针穿过腹部上方的皮肤，通过超声或 CT 扫描的图像将针引导到胰腺组织，然后，摘取一小块肿瘤组织进行活检。

（2）内窥镜活检：医生还可以在内窥镜检查中对肿瘤组织进行活检。

（3）手术活检：外科医生在胰腺手术期间，对肿瘤组织进行活检以确认诊断。

胰腺癌分期：

0 期：也称为原位癌，癌细胞已经形成并且仅在胰腺组织中发现。

一期：肿瘤大小不超过 4 厘米。

二期：肿瘤大于 4 厘米；或肿瘤大小不限，癌症已扩散至附近淋巴结 1-3 个。

三期：肿瘤大小不限，癌症已扩散至 4 个或更多的淋巴结；或癌症已经扩散到胰腺附近的主要血管，例如门静脉、肝总动脉、肠系膜上动脉等。

四期：肿瘤大小不限，癌症已经扩散到身体的其他部位，例如肺、肝、胃、大脑等。

鉴别诊断

胰腺癌的鉴别诊断包括急性或慢性胃炎、胃十二指肠溃疡、急或慢性肝炎、急或慢性胆囊炎、胆结石病、肝癌等。

脑癌

脑癌是一大类型（数十种之多）生长在脑或脊髓组织中的恶性肿瘤疾病，常常与良性脑肿瘤一起统称为脑肿瘤（脑瘤）。

良性脑肿瘤生长缓慢，具有清晰的边界，不会扩散到其他组织。

恶性脑肿瘤（脑癌）可以无序的快速生长，没有清晰的边界，会侵蚀和破坏周围组织；但通常不会转移和扩散到大脑以外的器官，例如，肺、肝、骨骼等。

在临床上，脑癌分为原发性脑癌和继发性脑癌（或称脑转移）。在成年人中，继发性脑癌比原发性脑癌更为常见。继发性脑癌是原始于身体其他部位的癌症，然后扩散到大脑，例如肺癌－脑转移、乳腺癌－脑转移、胃癌－脑转移、肝癌－脑转移、鼻咽癌－脑转移、淋巴癌－脑转移等。

病人体征和症状

每个病人的体征和症状都可能不尽相同，取决于许多因素，例如，肿瘤生长的部位、肿瘤对大脑或脊髓造成的压力、肿瘤的性质或类型、肿瘤的大小、肿瘤生长的速度、肿瘤对周围组织的破坏程度等。

脑癌病人常见的体征和症状：经常性头痛逐渐变得更加频繁和严重，特别是在运动以后或在清晨时头痛变得更严重；癫痫或抽搐；肢体无力或麻木，手臂或腿部逐渐失去感觉或运动能力；身体平衡或运动失调；行走困难；偏瘫；言语或听力改变；视力模糊、复视或周围视力丧失；性格、记忆力或注意力改变；大小便失控；食欲不振；吞咽困难；恶心或呕吐；意识丧失。

个人和家庭病史

化学品接触史：曾经接触或暴露于某些化学溶剂、农药、橡胶、氯乙烯等。

N- 亚硝基化合物：饮食中的 N- 亚硝基化合物可能会增加儿童和成人脑肿瘤的风险。

脑肿瘤家族史（家庭遗传因素）。

病毒感染：例如 EB 病毒、艾滋病病毒、巨细胞病毒（CMV）等。

暴露于电磁场：世界卫生组织（WHO）建议限制使用电磁辐射超强的手机，并鼓励成人和儿童使用免提耳机。

暴露于核辐射（包括 X 射线）。

头部曾经受伤。

癫痫病病史。

医生检查

（1）常规身体检查：评估身体的整体健康状况。

（2）专科（神经科）医生检查：检查大脑、脊髓和神经功能，例如身体平衡状态、精神状态、肢体协调能力、正常行走能力、皮肤触摸感觉、肌肉力量、神经反射、听力等。

（3）眼睛检查：检查病人的视力、视野的变化等。

（4）腰椎穿刺检查：使用针头采集脑脊液（CSF）样本，帮助查找肿瘤细胞或肿瘤标志物。

实验室检查

（1）医生会根据病人的具体病情和当地的医疗条件选择进行一些检查，如果是成人的继发性脑癌，例如肺癌－脑转移，就需要进行肺功能的检查。

（2）肿瘤的分子检测：医生可能根据不同肿瘤进行特定基因、蛋白质或肿瘤的标志物检测。

影像学检查

医生会根据病人的具体病情或癌症的发展阶段，选用不同的影像学检查。

（1）CT检查：可以显示身体组织和器官不同角度的详细横截面图像。计算机可以将这些图像组合成详细的3D图像，可以显示肿瘤位置、形状和大小。

（2）MRI检查：可能是诊断脑肿瘤最为常用的检查，临床上认为是用于诊断脑肿瘤的首选方法。MRI可以显示脑肿瘤的详细图像，包括肿瘤的性质、位置、形状、大小和对周围组织破坏的情况等。

（3）PET或PET-CT扫描：可以进行全身性扫描，帮助发现和辨别是原发性肿瘤或是从身体其他部位转移到大脑的继发性肿瘤。

（4）脑动脉造影（脑血管造影）：可以显示大脑动脉是否受到肿瘤压迫，也可以显示肿瘤自身营养血管的分布情况。

病理学检查（组织标本活检）

最终诊断通常需要对肿瘤组织样本进行活检。常用的活检方法有两种。

（1）立体定向活检：在头皮上做一个小切口，并在颅骨上钻一个小孔，穿刺活检针穿过该小孔，在影像学技术的帮助下，定位查找肿瘤组织和引导穿刺活检针取出组织样本。

（2）手术活检：在手术切除部分或全部肿瘤期间，取出脑组织样本，然后由病理学家在显微镜下观察和确定脑肿瘤的类型和等级。

一般来说，最常见的脑肿瘤是一类来源于神经胶质细胞的神经胶质瘤。生理上神经胶质细胞被认为是大脑中的辅助性细胞，不直接行使感觉和运动功能，只是负责支持和粘着其他细胞，被视为神经系统中的"胶水"。

脑癌（脑肿瘤）与身体其他部位的癌症肿瘤非常不一样，例如，一些脑肿瘤在良性与恶性之间交错难辩，而且种类繁多，因此目前还没有针对脑癌（脑肿瘤）的统一的分期标准。但是，世界卫生组织对常见的脑肿瘤——神经胶质瘤的星形细胞瘤，制定了肿瘤分级系统。

Ⅰ级：肿瘤细胞看起来如同正常细胞，通常是良性肿瘤，肿瘤细胞生长缓慢，没有扩散到周围组织，可以通过手术将其完全切除，治愈率极高。

Ⅱ级：肿瘤细胞生长和扩散速度比较缓慢，可能已经扩散到附近的组织。

Ⅲ级：肿瘤细胞是一种恶性细胞，快速生长，并且已经扩散到附近的组织。

Ⅳ级：肿瘤细胞是一种高度侵袭性的恶性细胞，快速生长，造成大量坏死组织和破坏大脑神经功能。

鉴别诊断

脑癌（脑肿瘤）的鉴别诊断包括各种星形细胞瘤（毛细胞星形细胞瘤、弥漫性星形细胞瘤、间变性星形细胞瘤等）、混合胶质瘤、髓母细胞瘤、松果体肿瘤、脑膜瘤、血管内皮细胞瘤、颅咽管瘤、脑膜炎、脑中风等。

另外，还需鉴别诊断是原发性脑癌还是继发性脑癌。

第四章　癌症治疗

外科手术疗法

化学疗法

放射疗法

基因疗法

免疫疗法

疫苗疗法

靶向治疗

激素疗法

干细胞疗法

个性化或精准治疗

中医中药

保健品

植物提取物

太极拳和瑜伽

姑息治疗（姑息疗法）

癌症治疗流程

癌症是一种可怕的疾病。因为其死亡率高，如果不及时治疗，错过最佳治疗黄金期，一定会很快地危及生命。

现实生活中，确实有些极端和消极的看法，认为"当一个人罹患上像癌症这样的绝症，任何治疗都无法阻止""癌症治疗往往是过度治疗或无效治疗""拒绝现代医学治疗"。

笔者大声呼吁：千万不要放弃科学的治疗或现代医学治疗，请相信今天的科学技术，我们可以阻止绝大多数癌症的进程，我们可以治好和治愈绝大多数的早期癌症、一半以上的中期癌症以及少数的晚期癌症。

癌症治疗确实是一系列复杂而沉重的治疗，与其他疾病治疗不一样。由于癌症疾病本身的复杂性和凶险性，很多时候是在选择"生与死"的关头上，相信绝大多数病人可能选择"生"，也是唯一希望的选择，即使要承受这些复杂而沉重的治疗为代价。如果确实是晚期癌症，是的，可以放弃没有必要的治疗，但是建议还是需要在癌症专业医生知情和同意下，因为即使在癌症晚期，奇迹也常常发生。

首先，病人一定要鼓起勇气面对疾病，要积极寻求和配合治疗。常常听有人说，得知罹患癌症后，不是因癌症本身病死，而是被"吓死"的。人固有一死，重要的是活在当下，只有积极主动去寻求治疗才有可能保住性命。另外，要顶住情绪的压力，不能被癌症"吓倒"或者"吓死"，消极悲观的情绪不利于治疗。只有精神上强大了，之后的各种治疗才有保证，治疗的效果才会更好。

以下是在美国大多数当地癌症患者从诊断开始后的就医流程。

1. 家庭医生或普通医生初始接触

当病人感到身体或某个部位不适，或触摸到肿块，或身体出现异常症状，或身体检查发现可疑现象，首先是看家庭医生或普通医生。家庭医生会进行一些必要的身体检查和实验室检查。一旦排除其他非癌症疾病，初步怀疑癌症，立即会转诊给癌症专科医生。

2. 癌症专科医生全程参与

癌症专科医生（通常是癌症内科医生）会进一步检查和确诊，包括癌症组织样本的病理学检查，并且制订治疗方案。因为在现实生活中，大部分就诊的病人是早期或中期的癌症实体肿瘤，所以需要立即转诊到肿瘤外科进行手术切除。如果是晚期癌症或一些特殊癌症，癌症专科医生会直接开始治疗或联合其他专科医生一起治疗。如果是一些非实体肿瘤癌症，例如白血病，可能会转诊给其他特殊癌症的专科医生。

3. 肿瘤外科医生进行外科手术

在美国，大部分早期和中期的癌症实体肿瘤需要进行外科手术，尽可能地完全切除身体内的癌症实体肿瘤是当务之急。对切割出来的癌症组织进行病理学分析或癌症相关基因的鉴别。另外，需要进行相关的身体检查，例如 PET 扫描，确定癌细胞是否转移或扩散到附近淋巴结组织和身体其他部位。如果发现有转移或扩散，根据病情可能会尽快实施下一步的外科手术，例如，周围淋巴结组织的切除术或其他部位癌症的外科手术。手术伤口愈合后，再转诊回到原来的癌症专科医生（癌症内科医生）进行下一步的治疗。这时候，基本上可以判定病人癌症病情的临床分型。

4.癌症专科医生进行化疗

通常在外科手术以后，一部分癌症早期的病人可能不需要进行化疗。如果病情需要，例如，为了预防癌细胞扩散，或者患者是癌症中期，癌症专科医生会实施化疗。化疗一般分几个疗程进行。

5.肿瘤放射专科医生放射治疗

通常在外科手术和化疗之后，如果病情需要，癌症专科医生会转诊给肿瘤放射专科医生，进行必要的放射治疗。完成放射治疗后，再转诊回到癌症专科医生进行治疗。放射治疗一般分几次进行。

对于许多癌症患者来说，这样就完成了常规癌症治疗的几个基本疗程。对身体癌症疾病进行了第一次全面性的系统治疗，对身体内的癌细胞进行了一次大围剿、大清除。

6.癌症专科医生长期回访

经过以上癌症常规系统治疗以后，必须进行定期的跟踪回访。癌症专科医生会拟定病人跟踪回访日程，一般涵盖 5 年时间或更长。在开始阶段会进行密集的回访，然后逐步延长回访时间。在回访时进行必要的相关检查，以便尽可能及时发现癌症是否复发或转移扩散。如果发现新病情或癌症复发，癌症专科医生会实施下一步的治疗。

7.癌症幸存者的终生呵护

必须记住癌症幸存者与其他非癌症的病人或普通人是不一样的，因为一旦罹患癌症，癌细胞就有可能游走到身体的其他部位，日后生长和复发的可能性永远无法完全彻底消除。在美国，尽管60%以上的癌症患者经过系统治疗后，其存活率超过5年，但越来越多的科学证据表明癌症是一种非常具有不确定性的慢性疾病。尽管经过系统全面的治疗可以"控制癌症"，但不等于"治愈癌症"。因此治疗后的癌症患者必须终生呵护，格外小心。

癌症常规治疗

癌症常规治疗一般指三大治疗，即外科手术疗法、化学疗法和放射疗法，也是目前有效对抗癌症的主要手段。

目前，在美国几乎所有的早期、中期、晚期实体癌症肿瘤的患者都必须首先经过是否需要进行常规治疗的评估。绝大多数的早期、中期和一部分的晚期患者必须经过全部或其中的两种或一种的癌症常规治疗。尽可能地及时进行癌症常规治疗是治疗和控制癌症的关键。

外科手术疗法

在 100 多年的癌症治疗的历史进程中，毫无疑问，外科医生和外科手术是第一功臣，因为外科手术拯救了大部分癌症病人的性命，可谓"刀到病除"。但采取外科手术是一种痛苦与无奈的选择。

即使进入 21 世纪，科学技术突飞猛进，在各种现代化的高精尖手段不断涌现的今天，绝大多数情况下，外科手术切除仍然是大部分癌症（实体癌症肿瘤）最主要和首选的治疗手段，特别是治疗常见的早期、中期癌症，例如乳腺癌、肺癌、食管癌、结直肠癌、膀胱癌、胃癌、肝癌、甲状腺癌等。

每一个癌症病人首先要进行临床评估，是否要进行外科手术。这往往是整个癌症治疗开始的第一步。

一些早期癌症肿瘤只需要外科手术切除治疗就可以消灭和控制癌症，解除病痛，不需要其他任何进一步的治疗，例如化学治疗和放射治疗。这部分病人的癌细胞往往还没有转移或扩散到身体的其他组织。

现实生活中，大部分的癌症病人需要外科手术治疗，再加上化学治疗、放射治疗等。这些病人包括一部分的早期、绝大部分的中期、一部分的晚期病人。

只有相当部分的癌症晚期的病人或其他一些身体条件不允许的病人，才考虑放弃外科手术疗法。

尽可能地切除癌症组织是外科手术疗法的目标。外科手术可以切除掉身体内的单个或多个癌症实体肿瘤或包括癌症实体肿瘤在内的周围组织，特别是原发部位的癌症肿瘤。

尽管外科手术切除了所有能发现的癌症组织（实体肿瘤），还是无法保证病人身体内的所有癌细胞已经清除，特别是躲藏在实体肿瘤以外组织的癌细胞。也就是说，还需要使用别的治疗方法，帮助进一步清除身体内的残余癌细胞，例如化学疗法、放射疗法、免疫疗法等。

有些人误认为外科手术的操作过程可能会导致癌细胞在身体内的扩散。大量的临床证据表明，外科手术不会导致癌细胞在身体内的扩散而引起癌症的复发和转移。

临床上，外科手术广泛地应用于癌症的预防、诊断和治疗等，主要有以下几类。

（1）治愈性手术。一般来说，癌症肿瘤生长在身体的某一个部位，外科手术切除整个肿瘤或一个区域组织（包括癌症肿瘤），例如乳房切除术治疗乳腺癌。这类型的外科手术是实现治愈癌症目标的主要方法。

（2）减积性手术。在肿瘤已无法完全切除的情况下，实施外科手术只能切除一部分肿瘤组织，以缓解或减轻肿瘤对附近组织或器官造成的伤害。或实施外科手术尽可能多地取出癌症肿瘤组织，以便日后能够进行放射疗法、化学疗法或其他治疗方法清除剩下的肿瘤组织，帮助控制病情的发展。例如卵巢癌症晚期和一些淋巴瘤。

（3）检查性手术。在病情不明确的情况下，实施检查性手术能帮助了解病情。例如，一些剖腹探查外科手术，还有外科手术取出一小块可能是癌症的组织来检查是否是癌细胞（组织活检，Biopsy）。

（4）姑息性手术。这种类型的手术往往用于治疗晚期癌症引起的症状或问题。例如，腹部的一些癌症造成的肠道阻塞，使用外科手术来消除阻塞；还有外科手术切除某些神经组织用于治疗癌症晚期引起的顽固性疼痛。

（5）支持性手术。用于帮助癌症病人更容易地进行其他类型的治疗，例如，外科手术插入特殊的装置或管道，使得抗癌药物能够到达身体深部的癌症组织；还有帮助植入静脉输液管或喂食管。

（6）修复性（重建）手术。用于改善病人手术后的外观，或者帮助病人恢复身体器官或部位的功能。例如，乳腺癌进行的乳房切除手术后的乳房重建。

（7）预防性手术。在没有任何临床症状之前实施外科手术，以降低日后罹患癌症的风险。目前用于一些癌症相关基因检查之后的病人。例如，家族性乳腺癌基因呈阳性的女性进行乳房切除术。

化学疗法

化学疗法简称化疗。通俗地说，化疗就是使用有毒的化学药物来毒死（杀死）身体内的癌细胞，不幸的是，化疗同时也会毒死（杀死）身体内的一些正常细胞，例如血液细胞等，另外也会带来一些令人难以忍受的副作用。

尽管如此，化疗仍然是当今癌症治疗的一个利器。根据病人情况，可以与其他疗法联合使用，也可以单独使用。

传统化疗在杀死身体癌细胞的同时，也会杀死身体内许多快速生长的正常细胞，例如毛囊细胞、骨髓造血干细胞、肝脏细胞和消化道上皮细胞。因此，临床上接受化疗的病人，常常出现头发掉光、血液的红细胞和白细胞数目下降、胃肠道功能下降、恶心、没有食欲等副作用。

在美国常用的化疗药物有几十种，随着医学科学技术的不断进步，发明了许多更先进或改良后的化疗药物，使得治疗的效果不断提升，同时化疗带来的副作用也在不断减少和减轻。

另外，为了提高化疗的效果和减少其副作用，将化疗与其他疗法联合使用。例如，一种称为抗体－药物结合体的靶向疗法。其背后的理念是，使用抗体，如 Trastuzumab（曲妥单抗），它可以识别癌细胞蛋白质和身体正常细胞蛋白质。在化疗药物没有达到癌细胞之前，这些化疗药物不被激活，不会对身体正常组织和细胞产生任何损坏，一直等到这个结合体达到特定的目标，也就是达到癌细胞后才开始发挥治疗作用，专门杀死癌细胞。这种结合体药物被称为 T-DM1，或 Trastuzumab Emtansine。目前，该疗法已用于治疗乳腺癌，特别是晚期转移性乳腺癌。

化疗的主要目标是消除身体内的癌细胞，特别是那些外科手术无法切除的癌细胞，还有那些已经游离到身体其他部位、远离原发肿瘤部位的癌细胞，以防止遗留在身体内的癌细胞在未来生长和复发。

化疗也用于缓解癌症症状，也称为姑息治疗（Palliative Care），在一些晚期病人常常出现顽固性疼痛时，化疗可以在一定程度上减轻晚期癌症引起的疼痛和不适，提高生活质量和延长生命。另外，在临床实践中，时常发生化疗失败的情况，特别是癌症晚期病人，不能有效地控制癌症的进展和复发。这是我们要面对的残酷现实。

化疗的成功率在过去 10 年已有很大的提高。化疗是一种非常灵活的治疗方法，化疗的各种药物繁多，其机理各有不同。医生可以根据病人的健康状况和病情，使用不同的化疗药物、不同的剂量、不同的疗程。还可以在治疗过程中，根据病人病情的改善情况和副作用的严重程度，不断地调整病人的化疗药物。

在完成化疗治疗以后，化疗引起的副作用会自然消失。最常见的副作用有精神不安和沮丧、脱发、食欲不振、恶心、呕吐、身体疲乏无力、免疫力降低、血细胞（红细胞和白细胞）下降等。其中一些明显的副作用常常在几天内消失，例如，精神不安和沮丧、食欲不振、恶心、呕吐、身体疲乏无力等。

有 70% ～ 80% 的化疗患者会出现食欲不振、恶心和呕吐，建议病人多喝水，少吃多餐，食用容易消化的食物和自己平时喜爱的食物，避免油腻、油炸或味道刺激的食物，远离厨房。

另外，建议病人放松精神，转移注意力，做一些轻微的活动，听听喜欢的音乐，保证足够的休息和睡眠。如果这些副作用引起的症状持续或加重，可以寻求医生帮助和接受相应的治疗。

在美国进行化疗一般不需要入住医院，在门诊注射（打点滴）后，病人可以回家休息。

放射疗法

放射疗法简称放疗，就是使用物理放射线治疗癌症。其原理是利用高能量的射线波产生的辐射能量束破坏癌症组织细胞的DNA、染色体，烧毁癌细胞，是缩小或消灭癌症肿瘤的一个重要的治疗手段。

临床上常用的放疗包括：X 射线、伽马射线、粒子（质子）射线和其他射线。

放射疗法的类型有三种：

（1）外部远距离辐射。机器远距离发出高能量射线波照射癌症部位，或照射受到癌细胞浸润的淋巴组织。这是一种局部疗法，针对身体的特定部位，而不会辐射到整个身体。大部分病人接受这种类型的治疗。

（2）内部近距离辐射。将辐射源放入身体内癌症的部位，例如宫颈癌、甲状腺癌。

（3）全身辐射。口服或静脉注入放射性药物，药物可以遍布全身。

放射疗法常常与外科手术、化学疗法作为常规联合治疗的一部分，以提高癌症的治愈率，也可以单独使用。在美国，放射疗法用于对抗许多种类的癌症，大约60%的各种癌症肿瘤的病人都需要进行不同程度的放射治疗。

临床治疗上，放射疗法使用的方法有以下几种。

（1）在外科手术、化学疗法之后使用放射疗法。用于消灭和清除手术部位和周围残留的癌细胞，特别是周围淋巴组织残留的癌细胞。一半以上的癌症病人需要这样的联合疗法。

（2）在外科手术之前使用放射疗法。先用放射疗法缩小癌症肿瘤，使外科手术更容易切除该癌症肿瘤。这种方式常常用在癌症的中期或晚期。

（3）单独使用放射疗法。用于治疗一些特殊的局部癌症。例如鼻咽癌、大脑颅内的癌症等。

（4）在癌症晚期，作为姑息治疗的一个重要手段，用于缓解晚期癌症引起的一些症状，例如，骨转移引起的顽固性疼痛，癌症晚期引起的吞咽困难、呼吸困难、肠梗阻或泌尿困难，等等。

随着科学技术的不断进步，放射疗法也得到很大的改进，减轻了放射疗法引起的副作用。目前，常见的副作用是局部皮肤轻微的烧灼感，因为放疗也可能损害局部正常的健康细胞，但这些日后可以恢复正常。

同样，在美国进行放疗一般不需要入住医院，在放疗门诊接受治疗后，病人可以回家休息。

癌症非常规治疗

基因疗法

基因是指细胞内携带有遗传信息的 DNA 片段。基因决定所有细胞的分裂，是决定生命和健康的基本元素。人类有 2 万多个基因，其中与癌症有关联的基因大约占 1%。

我们知道癌症是一类与基因密切相关的疾病。如果基因发生突变和不断积累，就可能造成癌症的发生。这些突变基因，又称癌症基因或肿瘤基因，是癌症的起始点，是癌症的本质基础。

基因疗法是从癌症源头进行治疗的"治本"方法，不像大多数疗法仅仅是"治标"。严格来说是一种对正常细胞不会产生伤害，副作用非常少的治疗方法，特别是在癌症的早期阶段，应当非常有效。

基因疗法的主要研究方向有两方面：一是正常基因的导入和移

植。通过生物基因工程技术，利用正常基因或别种生物乃至微生物的有关基因，把这些正常基因或者称"治疗性基因"移植到癌症病人细胞内，用来取代、矫正或抑制癌症突变基因以达到治疗癌症的目的。二是通过药物（包括生物抗体）直接对癌症突变基因进行修复和调节控制。

基因疗法的机理和方法：

（1）直接取代或矫正癌症突变基因，使癌细胞无法生长或复发。

（2）消灭或抑制癌症突变基因的调控基因或影响癌症突变基因，使得癌细胞生长调节功能或生长环境被破坏，癌细胞生长受到阻碍。

（3）影响其他细胞功能基因，间接地帮助治疗癌症。例如，增强攻击癌症的淋巴系统的 T 细胞，提高身体自身免疫系统功能。

2017 年，美国 FDA 批准的基因疗法就是称为嵌合抗原受体的 CAR-T 细 胞 疗 法［Chimeric Antigen Receptor（CAR）T-Cell Therapy］。应用一些特定的生物基因工程技术，利用无活性的病毒作为载体，将一种人工合成的受体基因导入病毒，然后将这些病毒与病人 T 细胞混合，病毒会将其受体基因植入到 T 细胞的细胞核中，随后，T 细胞会在其细胞表面上形成一些特殊的受体，称为特异性嵌合抗原受体。

这些 T 细胞通过该受体附着于癌细胞表面上一些特定的蛋白质，这时的 T 细胞开始攻击癌细胞。

免疫疗法

免疫疗法也称生物治疗，是一种促进身体自然防御功能以抵抗癌症的治疗方法。通过激活身体的免疫器官、免疫细胞和免疫分子的其中单个部分或多个部分，全面提高和增强身体监视、防御和攻击癌症的能力。

免疫疗法近年来得到飞速发展，迎来了癌症治疗的"黄金时代"，被称为抗癌药物的第三次革命（第一次为化疗药物，第二次为靶向药物）。

身体免疫系统的抗癌功能：①控制癌细胞的生长；②消灭癌细胞。

免疫疗法相对传统化疗或其他治疗方法，一个本质区别：免疫疗法的疗效一般是针对免疫系统（免疫器官、免疫细胞和免疫活性物质或称免疫分子），而不是直接针对癌细胞。

事实上，免疫治疗癌症并不是什么新鲜事物。早在一百多年前就发现，一些癌症病人在受到一些病菌感染之后，癌症肿瘤会不同程度地自行消退。在早期的研究试验中，就给病人注射已经灭活的细菌来刺激身体的免疫系统。另外，也有利用一些相关的免疫活性物质，例如生长因子，使免疫系统得到激活和增强。

近年来，免疫疗法取得了长足的进步，临床上治疗一些癌症的效果越显突出，特别是对那些无法实施常规癌症治疗的病人。尽管我们已经知道免疫系统可以保护身体，攻击癌细胞，具有自身癌症免疫的机制，例如，有些淋巴瘤、黑色素瘤等可以自发消退，但是，免疫系统并不总是能够准确识别癌细胞，无法有效地抑制和破坏癌细胞，使得许多看似完全健康的人仍然罹患癌症。其主要的原因是癌症本身具有一系列复杂的自我保护和防御机制，能生产和释放许多自身防御和对抗身体免疫系统的物质，能够逃脱身体免疫系统对它们的识别和攻击。

目前，有关免疫疗法的说法和疗效多种多样，名目繁多。归纳起来，免疫疗法的理论基础和优点如下。

（1）通过刺激病人自身的免疫系统功能，使免疫系统攻击能力更强大。

（2）通过实验室，人工生物制成一些细胞或物质帮助提高免疫系统功能。

（3）帮助破坏或抑制癌症组织的自身防御体系。

（4）阻止癌细胞转移和扩散到身体其他部位。

（5）帮助识别癌症组织和细胞。

（6）副作用相对较小，不会像化疗那样会严重伤害身体其他的正常细胞。

（7）发展预防癌症的免疫疫苗，保证身体终身免疫癌症。

免疫疗法的不足之处如下。

（1）免疫疗法对一些病人特别有效，而对另外一些病人效果不明显。目前成功率平均在 20% ～ 40%。

（2）对晚期癌症的效果明显下降。

（3）大部分免疫疗法还在实验室或临床实验阶段。

（4）一种免疫疗法可能只针对一种或少数几种癌症有效，并不是一种免疫疗法可以治疗大部分或所有的癌症。

（5）一些免疫疗法的效果只能维持一段时间，需要重复使用。

免疫疗法的常用制作方法：单克隆抗体（Monoclonal Antibdies，mAbs）、T 细胞疗法、免疫检查点抑制剂、细胞因子疗法及其他非特异性免疫疗法。

（1）单克隆抗体。一种免疫学技术，利用无性繁殖细胞，复制产生高度均一、特异性强的抗体。

单克隆抗体在实验室里经人工设计制作完成，根据不同种类的癌症而分别生产出不同的单克隆抗体。另外，根据攻击癌细胞的方法不同而分别生产出不同的单克隆抗体。

发现癌细胞上的特异蛋白质是关键。一旦发现某一种癌症具有某一种特异蛋白质，医学上称之为特异的"抗原"，通过自身或其他宿主或实验室就能够得到针对该特异蛋白质（抗原）相应的抗体。研究人员在实验室里，通过体外淋巴细胞进行抗体的克隆扩增，从而得到大量特异性极强的单克隆抗体。

抗原和抗体具有相互黏附（结合）的性质。这样一来，该单克隆抗体在身体的循环中，就会找到并黏附其相对应的抗原（特异蛋白质）。一旦黏附，研究人员会利用其他多种方法来攻击和破坏含有该抗原的癌细胞。如同战争武器中的精确制导系统，帮助发现攻击目标，然后进行导弹定点式的攻击。例如，化疗药物或其他药物与单克隆抗体相结合，在身体内该抗体具有递送和识别的功能，使得药物能够直接到达癌细胞处并进行攻击。该方法的最大好处是可以大大减少化疗药物的副作用。

随着不同类型癌细胞各种相关特异蛋白质（抗原）的发现，将会有许许多多的单克隆抗体用于治疗癌症。临床上的一些靶向疗法（Targeted Therapy）就是这一类的疗法。

有的是两种单克隆抗体结合在一起，称为双特异性抗体（Bispecific Antibody）。一部分抗体帮助找到并附着于癌细胞，而另一部分抗体跟随第一抗体在附着于癌细胞以后，开始攻击癌细胞。两者一起协同完成攻击癌细胞的使命。

有的单克隆抗体通过直接攻击癌细胞的一些特殊蛋白质，从而直接破坏癌细胞，达到治疗效果。

在过去 20 多年中，美国 FDA 已经批准了 10 多种单克隆抗体来治疗一些癌症。例如：

Bevacizumab（贝伐珠单抗），商品名 Avastin（安维汀），一种针对癌细胞 VEGF 特异蛋白质（抗原）的抗体，用于治疗多种癌症。

Cetuximab（西妥昔单抗），商品名 Erbitux（爱必妥），针对癌细胞 EGFR 特异蛋白质（抗原）的抗体，用于治疗多种癌症。

Alemtuzumab（阿仑单抗），商品名 Campath（坎帕斯），针对癌细胞 CD52 特异蛋白质（抗原）的抗体，用于治疗一些慢性淋巴细胞性白血病。

Trastuzumab（曲妥珠单抗），商品名 Herceptin（赫赛汀或贺癌平），针对癌细胞 HER2 特异蛋白质（抗原）的抗体，用于治疗乳腺癌和胃癌。

Ibritumomab tiuxetan（替伊莫单抗），商品名 Zevalin（泽娃灵），针对癌细胞 CD20 特异蛋白质（抗原）的抗体，与放射性同位素一起用于治疗某些类型的非霍奇金淋巴瘤。

Brentuximab vedotin（本妥昔单抗），商品名 dcetris，针对癌细胞 CD30 抗原（在淋巴细胞上发现的特异蛋白质）的抗体，与其他化疗药物 MMAE 一起用于治疗霍奇金淋巴瘤和间变性大细胞淋巴瘤。

Ado-trastuzumab emtansine（Ado- 曲妥珠单抗），商品名 Kadcyla，也称为 TDM-1，针对癌细胞 HER2 特异蛋白质（抗原）的抗体，与

抗化学药物 DM1 相连，用于治疗癌细胞 HER2 过多的乳腺癌。

Denileukin diftitox（地尼白介素），商品名 Ontak，针对癌细胞 CD25 特异蛋白质（抗原），用于治疗皮肤淋巴瘤（也称皮肤 T 细胞淋巴瘤）和其他癌症。

Blinatumomab（博纳吐单抗），商品名 Blincyto（百利妥），一种含有两种单克隆抗体的双特异性抗体，同时针对癌细胞 CD19 特异蛋白质（抗原）和正常免疫 T 细胞的 CD3 特异蛋白质（抗原），用于治疗急性淋巴细胞性白血病。

（2）T 细胞疗法。

免疫疗法是一类以免疫细胞为载体的过继细胞转移（Adoptive Cell Transfer，ACT）为基础发展起来的治疗方法，例如 CAR-T 细胞疗法。

医学上普遍认为身体免疫系统的 T 细胞是癌症的天敌，对癌细胞具有极强的攻击力。

近年来，癌症治疗研究的重大进展之一是利用 T 细胞发展起来的治疗方法。这种治疗方法称为嵌合抗原受体的 CAR-T 细胞疗法〔Chimeric Antigen Receptor（CAR）T-Cell Therapy〕，是一种癌症个性化治疗的新方法。主要是改变或者说是激活癌症病人免疫系统 T 细胞的活性，这些被激活的 T 细胞可以直接到达癌症部位，通过结合癌细胞相关受体和发送信号到癌症肿瘤，并释放颗粒酶或穿孔素蛋白质，最终杀死癌细胞。

T 细胞疗法的制作过程简单来说有以下几个步骤：

①直接从当事人，即癌症病人身上抽取血液样本，在实验室里提取少许血液的 T 细胞。

②应用一些特定的生物基因工程技术，首先获得一些无活性的病毒，这些病毒携带一种人工合成的受体基因。将这些病毒与病人 T 细胞混合，病毒会将其受体基因植入到 T 细胞的细胞核，然后，T 细胞会在其细胞表面上形成一些特殊的受体，称为特异性嵌合抗原受体。

③找到相应的癌细胞样本，将这些特殊的 T 细胞与癌细胞样本进行混合，这些 T 细胞通过嵌合抗原受体附着于癌细胞表面上一些特定的蛋白质，或称靶点。观察这些 T 细胞是否能够攻击这些癌细胞样本，如果能够攻击，表示成功地改变或者说是激活了 T 细胞的活性。

④在实验室，应用生物工程技术进行大量地繁殖和扩增这些具有嵌合抗原受体的 T 细胞。

⑤最后，将这些 T 细胞输回到该癌症病人体内。这些 T 细胞会找到相应的癌细胞，并对其进行精确的免疫攻击，杀伤破坏癌细胞。

⑥这些输入病人体内的 CAR-T 细胞在病人体内会不断地进行自我繁殖，并持续不断地攻击癌细胞。CAR-T 细胞可以在病人体内持续很长一段时间，甚至长达数年。

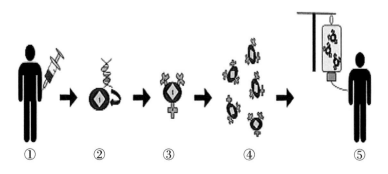

目前，CAR-T 细胞疗法只是针对一些特定类型的白血病和淋巴瘤效果明显，对于癌症实体瘤的治疗效果并不理想，例如骨髓瘤、肺癌、胰腺癌、脑癌、卵巢癌等。可能的原因是这些 T 细胞不能持续有效地穿透实体肿瘤的多层组织屏障，加上癌细胞的快速应变或逃避反应，因此对大多数癌症病例的实际临床效果有限。

CAR-T 细胞疗法在技术上经过不断改良，日趋成熟，但是技术上还有诸多问题，例如以下副作用和不足之处：

①引起身体严重的免疫反应或应急反应（Cytokine Release Syndrome，CRS，细胞因子释放综合征，或称细胞因子风暴），临床症状有发烧、寒战、呼吸困难，甚至器官功能衰竭等。

②神经系统功能方面的反应（CAT-T 细胞相关的脑病综合征），临床症状有头痛、脑水肿等。如果这些临床反应处置不当，可能造成病人生命危险。

③还有所谓的脱靶效应，也就是 CAR-T 细胞同时也会攻击身体里正常的 B 淋巴细胞，从而引起身体免疫球蛋白减少。

④这是一个根据具体病人而专门定制的个性化治疗方法，生物工程技术复杂，费用非常昂贵。在今后相当长一段时间里，将无法普及应用于广大普通癌症患者。

2017 年，美国 FDA 批准了两个 CAR-T 细胞治疗药物，一个用于治疗儿童急性淋巴细胞白血病，另一个用于治疗成年人晚期淋巴瘤。

CAR-T 细胞疗法的前景如何？是否能够逐渐扩大用于治疗和控制实体癌症肿瘤？是否能够普及地用于多种癌症的治疗？大家

都在拭目以待。

（3）免疫检查点抑制剂。

近年来，免疫疗法领域的另一个热点是免疫检查点抑制剂的应用。2018 年度的诺贝尔生理和医学奖颁发给了美国的医学科学家 James P.Allison 和日本的科学家本庶佑，表彰他们发现免疫检查点抑制剂。

正常情况下，免疫系统具有复杂的双向或多向调节功能。正常免疫细胞（T 细胞）含有一种蛋白质，称为检查点蛋白（PD-1）。其功能如同一个闸门开关，可以避免和防止免疫细胞攻击身体的正常细胞，同时也保护正常免疫细胞（T 细胞）本身免受身体其他细胞的侵袭。如果闸门关闭，免疫细胞对癌细胞的攻击将受到抑制；如果闸门的关闭受到抑制，不能主动关闭闸门，免疫细胞就可以对癌细胞发起攻击。

同时一些癌细胞本身也含有大量的闸门开关，称为癌症检查点蛋白（PD-L1）。其功能就是防止身体免疫系统对癌细胞的攻击，是癌细胞防范或逃脱被攻击的一种自我保护的措施。

假设我们发明一些物质可以抑制这些检查点蛋白（闸门关闭），PD-1 或 PD-L1 或两者皆有，关闭和抑制它们的功能，这样一来，就能够更有效地发挥身体自身免疫系统对癌细胞进行攻击，以达到临床上的治疗效果。这些物质统称为免疫检查点抑制剂。

2014 年，美国 FDA 批准了两种免疫检查点抑制剂药物，第一种是 Pembrolizumab（帕博利珠单抗），商品名 Keytruda（可瑞达，又称"K 药"）；第二种是 Nivolumab（纳武单抗），商品名 Opdivo（欧狄沃）。它们是第一代身体免疫检查点抑制剂，通过阻断称为

PD-1 的途径而起作用。该药物开始用于治疗黑色素瘤，后来用于治疗其他部位的多种晚期癌症。

科学家们预测随着科学技术的不断进步，免疫检查点抑制剂疗法的不断改进，其临床应用将越来越广泛，尤其是针对癌症实体肿瘤。

目前在临床上，免疫检查点抑制剂主要用于一些对化疗没有很好效果或不敏感的癌症，例如肾癌、膀胱癌、肺癌、脑癌、淋巴瘤和霍奇金淋巴瘤等。

免疫检查点抑制剂是以单克隆抗体为主，分为两种免疫检查点抑制剂。

第一种是针对免疫 T 细胞 PD-1 免疫检查点抑制剂的药物。例如 Pembrolizumab 和 Nivolumab，用于治疗多种类型的癌症，例如皮肤黑色素瘤、肺癌、肾癌、膀胱癌、头颈癌和霍奇金淋巴瘤。

第二种是针对癌细胞 PD-L1 免疫检查点抑制剂的药物。例如 Atezolizumab（阿特朱单抗，商品名 Tecentriq）、Avelumab（阿维单抗，商品名 Bavencio）和 Durvalumab（德瓦鲁单抗，商品名 Imfinzi），还有最近美国 FDA 批准上市的 Cemiplimb（商品名 Libtayo）。这些药物分别或选择性地用于治疗多种类型的癌症，例如，膀胱癌、肺癌和皮肤癌。

此外，在一些正常的免疫 T 细胞上，发现另一类"闸门开关"蛋白质，称为 CTLA-4。针对这类 T 细胞 CTLA-4 抑制剂的药物有 Ipilimumab（伊匹单抗），商品名 Yervoy（易普利姆玛），主要可以增强人体对癌细胞的免疫反应，用于治疗皮肤黑色素瘤。

（4）细胞因子疗法。

细胞因子疗法是指利用一些身体相关的组织细胞的分泌物质，辅助刺激身体免疫系统，帮助提高免疫系统对癌细胞的攻击能力，也用于辅助改善一些类型癌症的治疗。

广义上说，细胞因子是由身体内多种细胞合成和分泌的一系列蛋白质小分子，这些小分子具有多效性、重叠性、拮抗性、协同性等多种生物效应，形成一个个十分复杂的细胞因子调节网络，参与人体多种重要生理功能的调节作用，包括免疫系统、造血系统、内分泌系统、神经系统等。目前，大部分临床上使用的细胞因子来源于实验室人工合成。

在调节免疫系统功能方面，使用细胞因子是一类沿用多年，比较传统的免疫疗法，而且其辅助作用广泛，常常和其他癌症治疗方法配合一起使用，例如，在手术、化疗或放疗之后或同时给药。

临床上这些细胞因子可以单独使用，也可以多个细胞因子联合使用。

根据细胞因子的功能不同，常见的细胞因子包括干扰素、白细胞介素、趋化因子、肿瘤坏死因子等。

①干扰素（Interferon，IFN）。干扰素是在肿瘤临床治疗中应用最早和最广泛的一种辅助疗法，可以帮助调节身体的免疫系统功能，抑制癌细胞的生长。目前，癌症治疗中最常用的干扰素是 α-干扰素（IFN-α），它可以提高某些免疫细胞对癌细胞的侵袭能力，有的专家认为 α-干扰素可能会直接抑制癌细胞的生长，破坏癌细胞的生长环境，例如癌症肿瘤组织生长的血管。干扰素可用于治疗的癌症：白血病、慢性骨髓性白血病（CML）、淋巴瘤、肾癌、

黑色素瘤、卡波西肉瘤等。

②白细胞介素（Interleukin，IL）。其主要功能是增强身体血液里白细胞之间的化学信号，提高身体免疫系统细胞的生长速度和活性，帮助身体免疫系统破坏癌细胞。据统计，有超过50种白细胞介素。临床上应用的主要有白细胞介素-1beta、白细胞介素-2、白细胞介素-4、白细胞介素-6和白细胞介素-12，分别用于治疗肾癌、皮肤癌、卵巢癌、黑色素瘤和其他癌症。白细胞介素可用作单一药物治疗，也可以与化疗或其他细胞因子联合使用。

③趋化因子（Chemokine）。趋化因子包括多个分子或家族。主要功能是帮助调控多种免疫细胞迁移和聚合，帮助对癌细胞生长部位的定位，并且引导身体多种免疫细胞对癌细胞进行攻击，例如，单核-巨噬细胞、T细胞及NK细胞。临床上，趋化因子广泛应用于多种癌症的治疗，例如肺癌、脑癌、前列腺癌、乳腺癌、胰腺癌、卵巢癌、结直肠癌、白血病和黑色素瘤等。

④肿瘤坏死因子（Tumor Necrosis Factor，TNF）。最初发现这种物质能够造成肿瘤组织坏死，故因此而得名。其功能主要是辅助杀伤癌细胞。目前发现有两类肿瘤坏死因子，一是TNF-α；二是TNF-β，也称为淋巴毒素（Lymphotoxin，LT）。这类细胞因子用于癌细胞的治疗目前还在实验室阶段。

（5）其他非特异性免疫疗法。

除了以上一些比较特异的免疫疗法，科学家还发现了许多其他与免疫相关的疗法，并试图用于治疗癌症。但是，这类疗法的特异性和针对性不强，因此统称为非特异性免疫疗法。

目前常见的有树突状细胞－细胞因子诱导杀伤细胞疗法（DC-CIK）、肿瘤浸润性淋巴细胞疗法（Tumor-infiltrating lymphocytes，简称 TILs）、溶瘤病毒疗法。

①树突状细胞－细胞因子诱导杀伤细胞疗法。该疗法在实验室条件下进行制备，采用癌症病人血液中的一些免疫细胞，如树突状细胞、自然杀伤（NK）细胞，与免疫细胞因子进行混合培养，例如干扰素、白细胞介素等。之后，给癌症患者输回这些血液免疫细胞混合液。该疗法主要帮助身体免疫系统识别癌细胞，激活身体其他免疫细胞，提高免疫系统攻击癌细胞的能力。目前这类疗法还处在临床实验性治疗阶段，已在美国 FDA 注册进行临床 I 期和 II 期研究中。

②肿瘤浸润性淋巴细胞疗法。该疗法在实验室条件下进行，采用癌症病人身上受到癌症浸润的淋巴结，这些淋巴结组织含有不同类型的免疫细胞（T 细胞、B 细胞、NK 细胞、巨噬细胞）。对这些组织进行分离和细胞繁殖，并且与免疫细胞因子进行混合培养，例如干扰素、白细胞介素等。之后，给癌症患者输回这些淋巴组织细胞混合液。该疗法主要帮助激活身体其他免疫细胞，提高免疫系统攻击癌细胞的能力。目前，这类疗法还处在临床实验性治疗阶段。用于治疗黑色素瘤、肺癌、消化道癌、宫颈癌、卵巢癌、膀胱癌和乳腺癌等。

③溶瘤病毒疗法。选用一些特殊的病毒，经过实验室的生物遗传工程改造制成，之后将这些改造后的溶瘤病毒制品输入给癌症患者。通过改变病毒的毒性，降低其对病人的危险性，或给病毒加上一些特殊标记物，使病毒能够识别癌细胞，帮助刺激身体

的免疫系统攻击癌细胞。有些病毒在癌细胞里面能够大量繁殖，也可以加速癌细胞裂解和死亡。2015 年，美国 FDA 批准了第一种溶瘤病毒 Talimogene Laherparepvec（T-VEC，商品名 Imlygic），主要用于治疗一些黑色素瘤。目前溶瘤病毒大部分处在动物实验阶段中，临床上治疗癌症的效果有限。

疫苗疗法

疫苗疗法或称癌症疫苗。疫苗是另一种帮助身体抵抗疾病的方法。理论上传统的疫苗疗法可以彻底清除掉身体内所有的癌细胞。

疫苗的形式有多种，可以归纳为两大类型的癌症疫苗：预防性疫苗和治疗性疫苗。也就是说一种是帮助预防癌症，另一种是帮助治疗癌症，以及帮助癌症治疗后的康复。

我们已经知道即使经过非常有效的常规治疗后（外科手术、化疗和放疗），身体内仍然可能残留有微小数量的癌细胞，这些残留的癌细胞是日后癌症复发的根源。

现实中，目前还没有发现预防或治疗所有癌症的广谱癌症疫苗。由于许多癌症的病因、病理和预后都具有差异性，也因人而异。不同的癌症、不同的病人具有相当程度的特异性，具有个性差异化的特点。

目前，临床上只有少数几种针对癌症病因的预防性疫苗。

我们已经知道有些癌症是由病毒感染引起的。如果能够找到预防这些病毒感染的疫苗，就可以防止这些癌症的发生。

人乳头瘤病毒可能会引起宫颈癌、肛门癌、咽喉癌和其他一些癌症，因此，针对人乳头瘤病毒的疫苗有助于预防这些癌症。在美国，人乳头瘤病毒疫苗得到了广泛应用，在青少年人群中普及接种疫苗，从而大大降低了这些年轻人日后罹患宫颈癌或咽喉癌的风险。

乙型肝炎病毒（HBV）引起慢性肝炎，最后可能会导致肝癌。因此，乙型肝炎病毒疫苗可以预防乙型肝炎，从而降低这些乙型肝炎病人日后罹患肝癌的风险。

另一类癌症疫苗不是预防癌症，而是帮助治疗已经患有癌症的病人，这些疫苗试图帮助提高身体免疫系统对癌细胞进行攻击的能力。例如，美国 FDA 批准的唯一一种癌症疫苗 Sipuleucel-T（商品名 Provenge），用于帮助治疗晚期前列腺癌，尽管该疫苗不能完全治愈前列腺癌，但是，临床上证明可以帮助延长患者生命。晚期患者的平均总生存期从 8.5 个月迅速提升至 16～24 个月。树突状细胞疫苗采用病人自身的一种特殊免疫细胞，即树突状细胞，将其暴露于实验室中的癌细胞或癌症组织抗原，以及其他化学物质，然后将这些树突状细胞注射回患者体内，帮助其身体免疫系统识别癌细胞，与癌细胞产生免疫应答反应，从而分解和破坏癌细胞。

从目前到今后相当长的一段时间，疫苗疗法可能是对抗癌症的一种辅助疗法，是帮助彻底消灭癌症的联合疗法（手术加上其他疗法）中重要的一部分。

在美国有许许多多不同类型癌症的疫苗正在临床试验中，包括脑癌、乳腺癌、宫颈癌、结直肠癌、肾癌、肺癌、淋巴瘤、黑色素瘤、胰腺癌、前列腺癌等。主要有以下几类。

（1）自体肿瘤细胞疫苗。一般来说，这类疫苗是用病人身上移除的癌细胞制成的。癌细胞在实验室中进行处理，使得它们更容易被免疫系统攻击，然后注射这些自体肿瘤细胞液到患者体内，帮助提高患者免疫系统攻击癌细胞的能力。但是，目前这类自体肿瘤细胞疫苗的临床效果并不理想。

（2）抗原疫苗。这类疫苗通过癌细胞内部或细胞表面的一些特异抗原（小蛋白质）而制成，而不是采用整个癌细胞。抗原疫苗可以破坏这些特异抗原，从而破坏癌细胞。这类疫苗可以针对特定类型的癌症。

（3）生物载体疫苗。通过特殊的生物载体（病毒、细菌、酵母细胞）携带一些癌症相关抗原进入体内，以便激活身体免疫系统。另外，这些生物载体本身也会引发自身免疫反应，从而有助于整体免疫反应功能更加强大。

靶向治疗

从 1990 年开始，人们提出了靶向治疗（Targeted Therapy）的理念。在临床治疗癌症疾病的过程中，许多治疗方法在清除身体内癌细胞的同时，也会伤害到许多其他正常细胞和引起各种副作用，例如传统的化疗。而靶向治疗是一种选择性杀死癌细胞而不影响正常细胞的治疗手段。

目前，许多靶向治疗是针对癌症基因发展而来的。我们知道癌症是由于致癌基因的突变生长而成，而这些特殊致癌基因不存在于正常细胞，只存在于癌细胞。这一特殊性为靶向治疗提供了理论基础和临床应用的可能性，专门针对癌症相关的基因进行治疗。

此外，与常规的化疗相比较，靶向药物对身体其他正常组织的毒性小，病人可以接受高剂量的药物而不必担心副作用。但是，人们已经发现许多靶向药物在使用一段时间后会产生耐药性。另外，还有用药效果的周期性，一段时间效果显著，一段时间效果不明显。因此，临床上设法采用多种药物来回交叉使用，或药物疗程交替治疗。

目前临床上针对不同致癌基因的靶向药物：

（1）治疗 BCL-ABL 突变基因慢性白血病的药物——格列维克（Gleevec），这一药物让 BCL-ABL 突变基因慢性白血病病人 5 年存活率从 30% 提高到 89%。

（2）治疗雌激素受体（ER）阳性和人表皮生长因子受体 2（HER2）阴性晚期乳腺癌的药物——帕博西尼（Palbociclib），这一药物显著地提高了这类晚期乳腺癌病人的存活时间。

激素疗法

激素疗法是指使用药物来改变、阻断或降低身体内某些激素的水平，从而减缓或阻止癌细胞的生长和复发。

有一些癌细胞在生长或扩散的过程中，需要身体内的某些激素作为生长的营养元素或刺激素，也就是说这些癌症是激素敏感型或激素依赖型。这里要强调一点，并不是所有的癌症都是激素敏感型或激素依赖型的。

目前临床上激素疗法主要应用于乳腺癌、前列腺癌、卵巢癌和子宫癌。根据不同的癌症，选择不同的激素治疗方案，例如激素治疗乳腺癌。70% 以上的乳腺癌会受到身体血液中雌激素的影响。乳腺癌细胞具有大量的雌激素结合受体，实验室诊断为雌激素（ER）阳性和孕激素（PR）阳性。如果诊断为激素受体阴性（ER 和 PR 阴性）的病人，该激素疗法对这些病人是无效的。

激素疗法是一种全身性的治疗方式，这意味着激素药物几乎可以到达身体里任何有癌细胞的地方，而不仅仅是在乳房局部。最常用的是在病人经过传统的癌症治疗后（手术、化疗和放疗）开始进行激素疗法，以帮助降低癌症复发的风险。通常服用的时间至少5年或更长时间。

激素疗法也可以用来治疗乳腺癌已经复发或已经扩散到身体其他部位的癌症，也可以用于乳腺癌高危妇女，用来预防和降低罹患乳腺癌的风险。

1978年，美国FDA批准他莫昔芬（Tamoxifen）用于治疗乳腺癌。该药物可以阻断乳腺癌细胞中的雌激素受体，从而阻断癌细胞的生长。Tamoxifen原来是一种作为避孕药开发的抗雌激素药物。

另外请注意，该药物主要用于尚未绝经的病人，已经绝经或处于更年期的病人，建议考虑使用其他药物，例如芳香酶抑制剂（Aromatase inhibitors）。

干细胞疗法

一般认为癌症的干细胞是癌症肿瘤的起源，是具有自我更新和无限增殖能力的母细胞。癌症干细胞也是造成肿瘤转移的原因之一。

癌细胞的命运脱离不了癌症干细胞的成活。如果癌症干细胞由于某种原因进入了休眠状态，癌细胞就会停止生长。如果癌症干细胞被耗尽或消灭，癌症就能够在临床上治愈。

目前，干细胞疗法还不能直接针对癌细胞本身起作用，而只能起到间接的辅助作用。

干细胞疗法主要是移植干细胞到身体，帮助恢复和提高身体造血干细胞的功能，特别是那些已经被癌症治疗破坏造血功能的癌症病人，例如在化疗或放疗以后。

造血干细胞对身体的康复十分重要，因为造血干细胞可以生长成不同类型的血液细胞，包括红细胞、白细胞和血小板。

我们都知道身体的白细胞是免疫系统的重要组成部分，是对抗和消灭身体癌细胞的主要武器。

干细胞移植的主要方法是通过静脉注入健康的造血干细胞。一旦进入血液，干细胞就会到达骨髓，在那里代替已被癌症破坏的干细胞，开始发挥新的造血功能。

用于移植的造血干细胞可以来自骨髓、血液或脐带。移植造血干细胞的来源可以是自体的，也就是病人本身的，也可以是同种异体的，即来自别人的。

干细胞疗法最常用于罹患白血病和淋巴瘤的病人，也可以用于治疗神经母细胞瘤和多发性骨髓瘤。

个性化或精准治疗

近年来美国国家卫生机构和研究人员提出癌症个性化治疗和精准治疗的理念。

由于癌症的复杂性，以及每个病人身体和生活的多样性，加上各式各样的诊断测试和治疗方法，成千上万的各类药物，使得一些癌症病人对常规通用的治疗效果表现不佳，或者希望找到一个最佳治疗方案，从而开始采用个性化或精准治疗。

美国的一些癌症治疗机构开始收集每个病人的各种相关数据，监测疾病的进程和治疗效果，根据各种实验室测试的结果，建立全国联网的个人电子健康与疾病信息档案，从而制订出个性化或精准治疗方案，并且付诸实施，病人得到最佳的疗效和康复。

现阶段个性化或精准治疗的主要方向是与病人的遗传基因信息联系在一起，因为我们已经知道一些癌症的发病是由于病人本身的遗传基因突变引起的。例如，针对乳腺癌病人，根据科学研究水平和临床应用水平，根据检测病人癌细胞的一些激素受体和某个遗传信息或基因，还有根据临床的一系列检查。

在美国将乳腺癌简单地分成三大类型，并根据不同的类型制订不同的治疗方案。

一是激素阳性反应类型，也就是检测癌细胞组织中的两个激素受体，即雌激素受体（ER）和孕激素受体（PR）出现阳性反应，大多数（70%以上）乳腺癌病人属于该类型。

研究人员发现这类乳腺癌的生长离不开身体的内分泌雌激素，它们靠雌激素赖以生存，否则癌细胞会饥饿而死。因此通过服用药物来抑制身体内雌激素活性，阻断癌细胞赖以生存的雌激素，从而有效地抑制癌细胞生长，防止癌细胞的复发和转移。一般来说，这类病人的治愈率很高，预后良好。在外科手术、化疗和放疗后，激素治疗需要持续5～10年或更长时间。例如，长期服用他莫昔芬（Tamoxifen），阻断乳腺癌细胞上雌激素受体，阻断癌细胞的生长和复发。

二是基因阳性反应类型，也就是检测癌细胞组织中的人体表皮生长因子受体2（Human Epidermal Growth Factor Receptor 2，简称HER2）出现阳性反应，大约有20%的乳腺癌病人属于该类型，由于HER2基因的表达和HER2相关蛋白质的生成，使得癌细胞繁殖能力增强，即便手术切除后，癌细胞转移和复发率相对较高，并且对化疗容易产生抗药性。这类病人在外科手术、化疗和放疗后，必须实施进行针对 HER2 的基因治疗和其他针对 HER2 的相关疗法，关闭 HER2 相关蛋白质生成的通路，降低癌细胞生长和繁殖能力。在美国临床上常用的药物有曲妥珠单抗（Trastuzumab）、帕妥珠单抗（Pertuzumab）和拉帕替尼（Lapatinib）。

三是激素和基因全部阴性反应类型，也就是以上检测的两类激素受体——雌激素受体（ER）、孕激素受体（PR）和人体表皮生长因子受体 2（HER2）全部出现阴性反应，即三阴性乳腺癌，该类型大约占所有乳腺癌的 10%。该类型的癌细胞生长迅速，疾病快速发展，容易转移和复发，预后最差，是所有乳腺癌中最坏的类型。该类型癌症多发生在较年轻的女性当中。在采用常规治疗方法并结合其他治疗之后，无法进行内分泌激素和 HER2 基因疗法。但是，我们可以尽可能地严密跟踪监测这些病人，以便及时发现身体癌细胞的复发或转移，尽快实施进一步的治疗，即早发现、早治疗。另外，还要特别严格遵守癌症康复其他方面的指导和建议，例如，真正完全休息、改变居住环境、健康饮食、适当运动、保持好心情等。

癌症辅助治疗

癌症疾病是一类非常特殊的疾病，因为它有可能会很快地结束病人的生命。所以，癌症病人在恐惧和绝望中，希望尝试任何可能对他们的疾病有帮助的治疗方法和手段，这一举动是完全可以理解和应该支持的。

但是，千万千万不能忽视和越过常规癌症治疗（外科手术、化疗、放疗），还有其他现代化疗法，例如免疫疗法、基因疗法、激素疗法、靶向疗法等。因为这些疗法是目前人类唯一能够最大程度科学有效控制癌症的方法和手段。

另外，请了解科学、相信科学、接受科学，用科学来面对癌症。尝试任何可能有帮助的方法，一定要建立在科学依据之上，否则，可能还会耽误病情、错过最佳治疗时机，也可能会干扰常规治疗的效果，甚至会出现有害和危险的情况。

现实生活中，有许许多多、各式各样的癌症辅助疗法或称非常规治疗方法或另类疗法，例如中医中药、保健品、植物提取物、太极拳和瑜伽、氧气疗法、维生素疗法、饮食（食物）疗法、芳香疗法、排毒疗法、同种疗法（Homeopathy）、光动力疗法、音乐疗法、高压氧舱疗法等。

目前看来，对付像癌症这样坚如磐石、固若金汤的顽疾，这些非常规治疗方法或另类疗法是无法撼动和消灭癌症的，只能辅助癌症治疗。

下面描叙几种常见的癌症辅助疗法，包括中医中药、保健品、植物提取物、太极拳、瑜伽和姑息治疗。

（1）中医中药。

首先，中医中药是人类史上最伟大的创举之一，是中华民族的瑰宝之一，其历史悠久、源远流长，是我们祖先长期与疾病做斗争的经验结晶，中医中药对人类健康的贡献不容置疑。但是，目前中医中药不能取代常规的癌症治疗（外科手术、化疗、放疗、免疫疗法等），千万不能将中医中药作为治疗癌症的首选，特别是在癌症的早期和中期，甚至是晚期。

中医中药（包括针灸）在亚洲和欧洲地区深受人们欢迎，尤其是在中国和美国，广泛用于治疗许多身体疾病，其中也应用于一些癌症的辅助治疗。尽管有许多中医中药治疗癌症的个别病例报告，但是，目前为止，在全世界范围内，包括中国，还没有充分和可靠的科学证据表明中医中药可以治愈癌症，特别是实体癌症肿瘤，例如乳腺癌、肺癌、肝癌等。

作为一种辅助治疗，中医中药可以帮助调理癌症病人的身体，特别是在进行了癌症常规治疗之后。根据中医辨证理论，通过望、闻、问、切等方法，结合身体的不适症状，针对性地用药（方剂）或针灸，以帮助改善或缓解病人的许多因癌症治疗过程而带来的不适症状，例如食欲不佳、恶心和呕吐、睡眠不好、疼痛（针灸镇痛）等。

中医中药还可以帮助改善身体体质，或提高身体免疫力。有些癌症患者，特别是一些晚期患者可以寻求中医中药治疗。根据一些报道和坊间流传，在中医中药（包括民间草药、验方）治疗后，通过对身体的阴阳平衡，扶正祛邪、活血化瘀、补气补血、养阴生津等，有的癌症病人病情得到缓解，生命得以延长。用于提高免疫力的常用中药：黄芪、人参、党参、白术、灵芝、刺五加、当归、五味子、枸杞子、红枣等。

（2）保健品。

保健品在很大程度上，其实质就是所谓的膳食补充剂或营养补充剂。

癌症病人由于癌细胞的高能量和高营养的持续消耗，加上各种癌症治疗，例如外科手术、化疗和放疗，都会造成身体的营养严重不足，体质严重下降。适当的营养补充或服用保健品可以帮助身体补充营养。

保健品名目繁多，质量参差不齐，如何正确使用保健品，最好在有相关知识的人员或医生的指导下使用。

如果维生素被认为是保健品，那么维生素 D 就是辅助癌症治疗和康复的最耀眼的明星和帮手。

目前，在美国经过大量的临床实践和实验室分析后，研究人员发现，如果病人在癌症诊断时，血液中维生素 D 的水平较高，这些病人往往有明显较好的 5 年生存期。表明病人身体维生素 D 的代谢可能与癌症的发展有一定关系。维生素 D 可能帮助降低癌症复发的风险。因此，在美国，许多癌症病人经过常规治疗之后，医生普遍建议其长期服用维生素 D，特别是那些血液维生素 D 水平低下的患者。

另外，有人建议使用维生素 C 辅助治疗癌症。

（3）植物提取物。

一直以来，科学家对地球上不同地区、不同种类、形形色色的天然植物投入了大量研究，试图从自然界丰富的植物资源中找到那些本身及其提取物具有抗癌作用和潜能的植物。

植物提取物是天然药物的宝库，包括中国的中草药。它们中许多具有提高身体免疫系统功能的作用，有些甚至可能具有直接攻击癌细胞的能力。

事实上，早在 19 世纪 50 年代末，研究人员就发现长春花的提取物（长春花生物碱）具有抗癌作用，并且研发出一系列的长春花生物碱抗癌药物，这些天然植物化学药物至今仍然广泛用于治疗许多癌症，例如白血病、淋巴瘤、乳腺癌、肺癌等。其他的抗癌植物提取物还有紫杉醇、喜树碱、鬼臼毒素等。临床上，这些天然植物化学抗癌药物往往选择性地用于治疗一些晚期癌症病人，或用于对其他化疗或免疫疗法失败（有耐药性）的病人，可能是最后剩下的为数不多能够帮助治疗癌症和延缓生命的药物。

动物实验研究表明，一些植物提取物能够帮助增强机体免疫系统功能，抑制癌细胞的生长。例如，姜黄提取物（姜黄素）、茶叶提取物（茶多酚）、灵芝和菌类提取物（β-葡聚糖）、大蒜提取物、人参提取物等。但是目前还没有得到充分的科学实验的证明，也没有得到临床上的普遍认可。

（4）太极拳和瑜伽。

前面已经提到，癌症对病人身体的破坏是多方面的，除了病人肉体的伤害，还有精神和情感层面上的伤害，将导致生活质量的改变和下降。

在癌症发病、治疗和康复期间，癌症病人或多或少可能会感到恐惧、抑郁或焦虑、疲劳、睡眠困难和疼痛。常规的癌症治疗无法有效解除精神和情感上的伤害，反而可能会加重。因此，美国提倡综合性癌症治疗，包括针对精神和情感的心理治疗和辅导，而太极拳和瑜伽是其中的一部分。在过去的十年中，美国许多医疗机构积极推广中国的太极拳和印度的瑜伽，被认为是一种自然减压的方式，深受癌症病人的欢迎。能帮助病人放松精神，缓解恐惧、抑郁或焦虑，以便更好地面对癌症及漫长的治疗和康复过程。

太极拳和瑜伽可以提高病人整体的"精""气""神"，提升生活质量和幸福感；帮助大脑进入深度冥想和放松，缓解疲劳；帮助改善身体的血液循环，减轻精神焦虑，改善失眠，缓解疼痛，等等。

（5）姑息治疗。

姑息治疗又称姑息疗法、舒适护理、支持治疗或症状管理。姑息治疗是以缓解癌症引起的症状为主护理病人，而不是以治疗或治愈癌症为目标的一种疗法。

姑息治疗有两个目的，一是缓解患者的临床症状，二是设法让患者平安地度过生命的最后时光。

在美国，几乎所有的癌症医院或癌症医疗机构都设有姑息疗法（Palliative Care）的专门病房或中心（Hospice），是癌症临床专业治疗过程中不可缺少的一部分。许多晚期癌症患者是在这里度过他们生命的最后时光。

随着癌症病情的发展，特别是癌症晚期患者，常常出现癌症所带来的各种并发症，需要进行姑息治疗。通过姑息治疗，超过90%的晚期癌症患者的临床症状能够获得不同程度的缓解。

实际上，姑息治疗可以在癌症治疗的全部过程的任何时段提供实施，从诊断到生命尽头。当癌症病人接受姑息治疗时，也可能同时会继续接受其他治疗。患者可以在医院住院、门诊、长期护理机构或在医生指导下在家中接受姑息治疗。

在美国，姑息治疗通常由姑息治疗专家、疼痛专家、心理治疗专家，或者接受过特殊培训的专业人士提供实施。

实际上，姑息治疗往往应用于癌症晚期。其中主要针对患者的两大症状，一是疼痛的折磨，二是精神的折磨。

在癌症晚期患者中，80%以上都会遭受不同程度的癌症疼痛折磨，高达35%的患者在生命的最后几周时间表达他们的疼痛是非常严重或无法忍受。疼痛还会引起情绪烦躁不安、睡眠不好、食欲下降、精神萎靡等，甚至许多难以忍受的顽固性疼痛。

现代医疗有能力和方法来缓解疼痛，包括顽固性疼痛或无法忍受的疼痛。疼痛不应当影响病人的生活质量，也不一定是死亡的一部分，缓解疼痛意味着缓解死亡的痛苦。非常遗憾的是，现实生活中约有一半的癌症晚期患者的疼痛没有得到很好的控制。

疼痛是可以通过有关的专家来控制和管理的，可以应用各种医疗干预手段，使病人的痛苦能够得到有效控制。

首先要查明病人的疼痛部位、疼痛范围和程度（指数）。根据病人的具体情况选择实施治疗方案，选择使用不同种类的止痛药，从对乙酰氨基酚（Tylenol）到阿片类药物（吗啡类药物）。还有许多不同形式的用药方法，例如，24小时不间断的长效阿片类药物。这些长效药物可以维持血液中药物的恒定水平，有助于长时间抑制疼痛。还有贴在皮肤上的贴剂、锭剂，舌头下面的点滴剂、直肠栓剂等。

对于非常严重的顽固性疼痛，可以使用疼痛药泵，药泵可以实施皮下或静脉长时间不间断给药。

选择疼痛药物的剂量，应当以病人疼痛缓解程度来决定，有些病人需要比较高剂量的阿片类药物。

随着时间的推移，止痛药物的效果可能不如开始那么有效，身体逐渐产生耐药性，因此可能需要逐步增加药物的剂量。

如果病情需要，有时会使用其他药物来帮助和加强止痛药的效果，例如抗抑郁药、抗惊厥药（癫痫控制药）和类固醇等。甚至通过一些特殊的外科小手术，例如，疼痛神经阻滞或麻痹，或通过有针对性的局部放射治疗。

另外，止痛药物和医疗干预并不是减轻疼痛的唯一方法。音乐、电影、对话、游戏、热敷或冷敷局部、局部电刺激、按摩等都可能不同程度地帮助缓解疼痛。中国的针灸也可以帮助缓解疼痛。

姑息治疗专家可以帮助患者和家属处理癌症诊断后和癌症治疗过程带来的情绪变化，例如抑郁、焦虑、恐惧，甚至轻生的绝望念头等。

在美国，许多癌症罹患者和他们的亲人信仰宗教，姑息治疗专家和宗教人士一道帮助探索他们的信仰和价值观，帮助缓解病人及其亲人在精神方面受到的折磨，还提供临终的关怀和服务。

姑息治疗设法让病人平安度过生命的最后时光。多多陪伴病人、记录病人的想法、完成病人的心愿，家属和病人进行情感、语言或文字的最后交流和沟通。

在美国的姑息治疗的专门病房或中心，在获得家属或病人的同意的情况下，医生是不会对癌症病人临终时刻进行任何生命方面的医疗抢救的。

第五章　癌症治疗效果和预后

癌症治疗效果和预后

如何评估癌症治疗的效果和预后？癌症也许是一个难治之症，也许是一个慢性疾病，目前，理论上我们还不能肯定地说癌症可以完全治愈。因为我们不知道经过治疗后，身体内的癌细胞是否百分之百地被清除，无法确定是否还有癌细胞残留在身体内。因此，癌症治疗的预后是指在特定的时间段里，疾病是否能够得到控制，或者可以勉强说"治好"（不愿意使用"痊愈"二字）。

对一个癌症病人来说，从确诊开始，经过一系列的癌症治疗，癌症的体征和症状会减少或消失。如果能够持续 5 年或更长时间，临床医生可能会告知病人，他的癌症"已经控制住了"或"治好了"，或"临床上治愈了"。

值得庆幸的是，大量的临床统计数据资料显示，癌症病人经过治疗以后，如果能够存活 5 年以上，癌症疾病日后再复发或转移的风险就会大大减少。

因此，如何面对经过治疗后的前 5 年，特别是前 3 年是关键。临床统计数据表明，约 80% 的癌症复发和转移发生在治疗后前 3 年，有 10%～15% 发生在 4～5 年。所以，经过治疗后的 5 年之内，一定要定期检查、检查、再检查。道理很简单，即使癌症有转移或复发也能及早发现和及时治疗。

一般来说，在癌症早期或中期，不同的癌症有不同的预后。在美国，前 5 个临床预后最好的癌症分别如下。

第一，前列腺癌。确诊和治疗后 5 年仍活着的病人几乎是100%。前列腺癌肿瘤生长相对缓慢，容易早期发现和及时治疗。

第二，甲状腺癌。确诊和治疗后 5 年仍活着的病人几乎是100%。甲状腺癌最常见的是乳头状类型，生长缓慢，容易早期发现和及时治疗。但是，有一种非常罕见的甲状腺癌，属于未分化类型的，其 5 年存活率仅为 7%。

第三，睾丸癌。确诊和治疗后 5 年仍活着的病人在 95% 以上。睾丸癌相对容易早期发现，早期实施外科手术。即使是癌症晚期，常规治疗往往效果良好。特别是化疗新药物的出现和使用。即使是晚期睾丸癌病人的 5 年存活率仍然在 70% 以上，对于晚期癌症来说这一数据仍然是相当好的。

第四，皮肤黑色素瘤。确诊和治疗后 5 年仍活着的病人在90% 以上。皮肤黑色素瘤因为生长在皮肤表面，通常肉眼可以看到，容易早期发现，癌症肿瘤往往处于早期阶段。如果没有扩散到皮肤表面以外的组织，可以通过手术将其切除。如果不及早发现，一旦癌细胞浸润超过皮肤表面或扩散到身体其他部位之后，就很难治疗。通常 5 年存活率只有 15% ～ 20%。

第五，乳腺癌。早期乳腺癌在常规治疗后 5 年仍活着的病人几乎是100%。而乳腺癌的 5 年总体存活率大约是 89%。因为定期的乳房 X 线检查可以帮助发现早期乳腺癌，及时通过手术将其切除。另外，在手术之后，通过其他疗法，如激素疗法，帮助降低乳腺癌复发和转移的风险。

癌症存活率（治愈率）

为了统计癌症病人的存活时间和预后的疗效，大家常用"5年存活率"或"5年治愈率"来表示疾病的预后。

医学界都有一个普遍的共识，因为癌症是一类特殊的疾病，严格说来，癌症不可能100%完全治愈，医生不可能跟病人保证他的癌症完全治愈，或者将来癌症永远不会复发。所以，临床医学界常用"存活率"而不愿意用"治愈率"。

"5年存活率"是指从发病开始，经过治疗5年之后，病人生存的百分比。一般来说，某种癌症经过常规治疗和其他各种综合治疗后，一部分（可能大部分）病人出现好转，疾病得到控制；一部分病人出现癌症转移和复发；一部分人因为治疗的失败或癌症进入晚期而去世。

多年来的临床数据显示，经过治疗后，如果5年内癌症不转移或不复发，再次发生癌症的机会就很低了，故常用"5年存活率"表示癌症治疗的效果。但是，在5年之内一定要定期检查，防止复发，以便及早治疗。

癌症治疗后是否会反复？其影响的因素很多。其中主要的原因有，癌症肿瘤的大小和侵害附近淋巴结的多少与日后复发关系密切。那些大的癌症肿瘤和多个淋巴结受到侵害的患者具有比较高的复发率。

在美国，癌症（包括各种癌症）病人的5年存活率总体上在不断提高，目前已经达到 67% 左右。其原因是多方面的，预防检查、早期诊断和早期治疗是关键。例如，女性乳房 X 线检查、结直肠镜检查、政府强有力的反对和禁止吸烟、全社会抵制吸烟的风气。另外，癌症研究和临床治疗取得显著进步，一代又一代新抗癌药物的不断涌现和应用，多手段的有效临床治疗，还有精神人文关怀。

在中国，相关统计资料显示，总体癌症（包括各种癌症）病人的 5 年存活率是 31% ～ 35%。

就单一癌症来说，例如乳腺癌，美国女性乳腺癌 5 年总体存活率为 89%，而中国女性乳腺癌 5 年总体存活率仍不到 60%。显然，对于癌症的存活率或治愈率来说，中国与美国还存在差距。

癌症复发或转移

癌症是一个可能会复发的疾病，一个可能会转移的疾病，一个不断变异或演变的疾病。

癌症复发或转移发生在相当一部分病人身上。癌细胞具有的生长特殊性，也就是生物性能的多样化，使得细胞分裂能够快速演变，即使在强有力的常规治疗组合（外科手术、放疗、化疗和其他疗法）之后，几乎身体内所有的癌细胞被杀死或消除，但由于种种原因，总有一些癌细胞可以发生变异而不断地抗拒治疗，或者通过诸多"逃生"的机制得以存活下来，在一段时间后，这些残留细胞被重新激活，导致癌症的复发和转移。

为什么癌细胞在治疗后会发生变异？如何处置癌细胞的变异？有哪些机制能够帮助和保护那些少数残留的癌细胞？这些都是当前癌症研究的重大关键课题。

有些癌细胞可能具有干细胞遗传和不断变异的特性，目前，研究人员还没有找到有效的方法阻止癌细胞的变异。

癌症肿瘤的复发或转移可能需要某些特定的环境或条件，包括身体的内环境和身体的外环境，同样，研究人员还没有找到这些条件具体是什么。

身体有多种机制帮助和庇护那些少数残留的癌细胞，同样，在这些领域，我们知道的也很少。

面对这样的困境，我们能够做的是及时检查、再检查，及时发现、再发现，及时治疗、再治疗。同时，我们可以改变自我身体以外与癌症可能有关联的环境和习惯，例如生活方式、饮食习惯、居住和工作环境。

癌症晚期和恶病质

癌症晚期

癌症是一个不断演变的疾病。整体上，大约有三分之一的病人病情可能会发展到癌症晚期。

当癌症到达晚期，往往伴随有癌细胞的转移而导致身体的其他部位形成继发性癌症肿瘤，这时的病情就变得非常难以控制。尽管使用了各种疗法，即使身体大部分癌细胞继续被杀死，但是总有相当数量的癌细胞可以发生变异来持续抗拒治疗，然后不断地快速增长，最终癌症肿瘤细胞大爆发，癌症毒素大释放，组织大破坏，营养大消耗，身体一些器官大衰竭，最后导致人体死亡。

也许在癌细胞的发展过程中，癌症早期的生长机理和癌症晚期的生长机理不尽相同。癌症早期细胞的生长机理可能比较单一，而癌症晚期细胞的生长机理更为复杂，具有多变性和多样性。例如，即使在一个单一的肿瘤上，其癌细胞可能有许多不同的癌症基因在不同时期加入进来和开始表达，每个癌症基因有着完全不同的生长特性，而不是我们仅仅只看到单个基因或几个基因是如何表现的。癌症晚期的细胞可能有多种基因的表达，而且非常不稳定性，使得癌细胞能够快速演变和分裂。目前研究人员还无法了解癌症晚期细胞的生长特性，所有当今已经知道的疗法都难以阻挡癌症晚期细胞快速变异和生长。

癌症晚期病人面对的选择可能有以下三种。

（1）坚持治疗抗争到最后一刻，誓死不休。

（2）坚持治疗一段时间，然后放弃治疗，放弃抗争。

（3）放弃一切治疗，希望平安度过生命的最后时光。

在这三种选项中，如果要问哪一种最好，回答是"很难选择"。但是都有可能出现奇迹，使疾病出现转机，生命得以延长，甚至能够治好疾病（前面第一章，已经提到癌症晚期病人的 5 年存活率在 10% ～ 15%）。

每个病人和家属应当同医生一起，根据自己的实际情况，面对现实做出抉择。

临床上有一些药物可能可以帮助癌症晚期病人的生命延长几个月或更长时间。有的病人永远不会放弃任何治愈的希望，愿意尝试一切可能的方法和药物，承受一切难以忍受的折磨和痛苦，不惜任何代价，包括物质、金钱和肉体，努力地拼杀直到生命的最后一刻，希望病情得到控制，最终出现奇迹。

有的病人坚持治疗一段时间，最后还是放弃继续治疗，因为癌症治疗确实带来许多副作用，对身体造成不同程度的不适和创伤，而缓解或治愈的可能性很小。为了减轻和避免治疗带来的折磨和痛苦，选择生活品质和尊严，选择跟自己和解，与死亡和解，留住生命最后平静的时光。

有的病人知道已经是癌症晚期后，敬畏生命，放弃一切治疗，坦然面对死亡，死亡也是一种不可抗拒的自然规律。有生则必有死，有始则必有终。生命的价值并不在于它的长短。

很遗憾，癌症晚期与死亡的紧密联系是不可避免的，是人生躲不过、绕不开的最后一里路，是大家必须要面对和行走经过的。

但是，笔者希望给癌症晚期病人一点点建议，特别是决定放弃一切治疗的病人：

医疗上的痛苦和折磨少一点

到户外太阳下活动多一点

看看和抚摸自己爱的人多一点

喜欢的食物尽量吃一点

希望见到的多见一点

个人的尊严保住一点

过去的烦恼少一点

能留给后人的留一点

把遗嘱写详细一点

……

同样，给癌症病人家属和亲人的一点点建议：

对病人的关怀要更多一点

恭敬多一点

说谢谢多一点

陪伴多一点

微笑多一点

赞美多一点

倾听多一点

担当多一点

道歉多一点

在生活上帮助多一点

在经济上出手更大方一点

让病人放心多一点

……

留下吧！这些生命的最后能做的一点点。

从癌症的诊断开始，死亡这个东西就是一个绕不开的话题。人生的旅程，生、老、病、死。面对死亡，无论我们认为可以多么坦然地接受这一刻的到来，对病人及其家属亲人来说都将充满遗憾、内疚、恐惧和巨大的悲伤。

在西方国家，对于癌症晚期病人面对死亡有不同的认知和争议，有专家的意见，有宗教信仰的引导和个人的认知。无论生存还是死亡都是需要学习的，接受死亡可能是人生最后的学问。在生命结束前有机会向亲朋好友道别，回顾人生，留下遗言，完成一些可能完成的事情，访问一些特别的地方，吃一些想吃的食物，见见想见到的人，听听喜欢的音乐，读读热爱的书籍，坚信个人的宗教信仰……

癌症恶病质

恶病质常常会发生在许多癌症晚期病人身上，是临床医疗需要全力对付的。

癌症病人常常出现身体新陈代谢异常，特别是在癌症晚期。一方面，癌细胞生长需要大量能量和各类营养素，以支持癌细胞的快速繁殖和迁移。另一方面，身体其他部位和器官的能量和营养素被剥夺，造成许多病人出现临床上的恶病质，其主要的特征：精神萎靡、体重减轻、食欲不振、身体各种营养素严重缺乏，包括蛋白质、维生素、矿物质、微量元素等。恶病质引起身体内一些重要器官所需要的蛋白质和能量严重不足，最后导致器官衰竭。不少的癌症晚期患者死于恶病质引起的器官衰竭，例如肾功能衰竭、心脏功能衰竭、肺功能衰竭等。

如果能够纠正癌症晚期引起的恶病质，一定可以帮助病人延长生命时间。临床上，常常在专业营养师的指导下，使用以高蛋白质为主、各种营养素为辅的干预性营养治疗。

癌症能否不治而愈

癌症能否不治而愈？这也许是一个伪命题。但是确实有一些病人相信，甚至有病人说自己亲身经历过，不需要经过常规的癌症治疗，癌症也能自愈。

人体是一个非常复杂的系统，如同万千宇宙世界。尽管现代科学技术的进步，已经让我们知道的很多很多，但是，其实还是不够。癌症病人现实生活中可能出现一些例外，如何解释这些例外的发生，归纳起来有以下几点：

第一，一些癌细胞在某个时期，或由于某种原因，可能暂时停止生长和扩散，处于休眠状态或者蛰伏状态，与病人得以共存。例如，在前列腺癌或甲状腺癌罹患者身上常常看到，携带癌症仍可以生活数年或更长时间。

第二，身体的免疫系统由于某种原因，例如，特殊的病菌感染，食用了某种食品或植物，心灵和宗教的干预，等等，激发了身体针对某种癌细胞的特异性免疫应答反应，从而控制了癌症的发展。

第三，可能由于某种原因引起癌细胞本身的肿瘤基因发生了突变，从而改变了癌细胞发展的方向和程序，癌症肿瘤发展受到控制。

笔者认为，一旦癌细胞在身体某个部位聚集形成实体肿瘤，该癌症能够不治而愈的可能性和概率非常小。

因此，千万不要相信癌症可以不治而愈。

第六章　癌症康复

改善心情

改变居住环境

避免工作和生活压力

适当体育运动

保健品使用

健康和安全饮食

健康体重

良好睡眠

戒烟

限制饮酒

癌症复查

癌症幸存者，从对癌症的怀疑，到临床确诊；从外科手术和放疗，到漫长的化疗和其他辅助治疗；从肉体上的创伤，到心里的压抑，精神的绝望；从个人的煎熬，到家庭的消沉。这些经历和过程，对大多数癌症患者来说是难以用语言来表达的，是人生低谷中的低谷，是一次健康和生命的大沉沦和大难关，犹如生死一线间。能真正感悟身体健康的弥足珍贵和生命的脆弱。

作为癌症幸存者，经过治疗后怎样重新开始新的生活？如何呵护自己的身体？如何恢复健康？怎样保障疾病得到很好的控制，癌症不会再反复，不会转移？如何重新回到社会，重新回到工作岗位？

癌症的康复尤为重要，特别是治愈后头 5 年乃至更长的时间。癌症康复以及健康的生活方式可能需要伴随病人的一生。与癌症的斗争永远在路上。

大量研究表明，健康的生活方式有助于减少癌症复发或新癌症发生的机会，同时也可以防止其他健康问题，例如心脏病、高血压、糖尿病等。

许多病人担心癌症治疗后是否会复发。有证据表明，在癌症治疗期间和之后进行生活方式的一些改变，有助于预防癌症复发或新癌症的发生，需要改变过去不健康的生活方式。

给癌症康复者的建议：改善心情、改变居住环境、避免工作和生活压力、适当体育运动、正确使用保健品、健康和均衡饮食、维持健康体重、保持良好睡眠、禁止吸烟、限制饮酒、癌症复查。

改善心情

改善心情是癌症康复过程的一个非常重要的步骤。良好的心情和心理状态是康复成功的保证，是自身健康修复的最好良药。因为正常良好的心情可以帮助增强生理和心理功能，提高身体免疫力，改善生活品质，从而促进身体的全面康复。

罹患癌症和治疗的经历，给许多癌症幸存者在心理上造成很大伤害，个人的精神痛苦和家人的焦虑是巨大的。如何从癌症的阴影中走出来？如何重新调整自己的心理状态？当然，要先从病人自身做起。

学习掌握和练习一些放松技巧可以更好地应对自己的情绪。例如练习深呼吸运动、打坐集中意念、打太极拳、练气功、练瑜伽、欣赏音乐等。

癌症康复者应当积极参与一些帮助减压和放松的活动。例如，参加一些轻松的联谊活动和聚会，独自或与亲朋好友一起外出旅游。

癌症康复者不宜孤独一个人，需要与亲人朋友多联系多来往。爱情的支持、家庭的温暖、亲人朋友的关爱对一个癌症幸存者来说太重要了。许多癌症患者历尽癌症引起的种种磨难而拼命地活了下来，其中原因之一就是牵挂和不舍自己的家庭、亲人和朋友。与亲人朋友多联系和来往是一种最好的情绪放松剂。

总之，要减轻精神上的抑郁症、焦虑症和恐惧症，乐观的情绪将会提高癌症幸存者康复过程的生活质量。拥有健康的好心情，快乐每一天。

如果精神压力和恐惧症状确实严重，病人自己无法控制或消除，应咨询医生和相关医疗人员或服用抗抑郁、抗焦虑药物。

改变居住环境

癌症幸存者应当选择与患病之前不一样的生活方式，一种可能更健康的生活方式。生活方式的改变应当包括衣、食、住、行的方方面面。其中，最重要的一项是改变居住环境。

离开那些不适宜居住的地区，例如，空气污染严重的地方，水质污染严重的地方，土质污染严重的地方。因为许多癌症病人患病的诱因或起因可能就是与这些生活环境的污染有特定的关系。

如果条件允许，建议癌症患者离开原来的住所，到一个全新的环境里居住。新的居住环境可能会打破原来癌症发生所需要的外部环境条件，或是癌症发生的生物循环链。还有，新的居住环境也可以帮助患者忘掉原来癌症带来的心理阴影。

可以到老家、到乡下、到亲戚或好友家、到另一个城市，甚至到另外一个国家。根据各自的具体情况，可以小住一段时间，或更长一段时间。在美国，笔者知道一些罹患癌症者的家庭，会卖掉原来的房子，全家搬迁到另外一个新的地方，有的甚至从原来居住的州搬到另外一个州去居住，希望改变原来的居住和工作环境，从而帮助癌症病人康复。

避免工作和生活压力

特别是在癌症康复的头 2 年，甚至头 5 年，必须尽量避免工作和生活压力，避免长时间的疲劳工作，包括脑力劳动和体力劳动，特别要避免长时间夜间工作，避免做回罹患癌症之前那样的"工作狂""拼命三郎"。

关于康复期间的工作，许多癌症医生持不同的看法，有的认为癌症病人一旦完成常规治疗（外科手术、化疗和放疗）后，跟正常人一样可以立即重新回到社会，重新回到原来的工作岗位上，不需要经过一段长时间的休息，不需要特别的照顾。

笔者认为，癌症病人经过常规治疗后，身体精神和体力都已经极度衰弱，需要相当长的一段时间的休息和调理身体，避免原来工作带来的压力，应暂时忘掉工作，改变原来的作息状态。提倡"慢""轻""少"，也就是"慢生活""轻工作""少压力"。

当然，有些癌症康复者由于种种原因，无法接受这样的"慢""轻""少"。有的需要工作来养家糊口，有的无法接受没有原来的工作，等等。但是，为了生命健康，为了远离癌症，一定要尽其所能地爱护自己。特别是在癌症康复的头 2 年，最初的身体恢复很重要，"慢""轻""少"是必须的。

适当体育运动

美国大力提倡全民体育运动或锻炼身体活动。适当的体育运动逐渐成为现代人健康生活方式的一部分，更是癌症康复的重要一环。

癌症专家提出，体育运动或锻炼身体活动可以帮助降低癌症复发的风险。适当的体育运动或锻炼身体活动可以帮助增强身体器官的生理功能，特别是加强身体的新陈代谢，改善癌症康复者虚弱的体质。

有临床研究表明，经常锻炼身体或参与体育运动的癌症康复者，与不锻炼身体的相比较，癌症的生存率明显提高。

近期美国一项关于乳腺癌和结直肠癌康复者的研究表明，适当的体育锻炼可改善癌症患者的预后，降低癌症复发的风险。积极的身体锻炼可以降低康复者乳腺癌和结直肠癌的致死率。

运动还有其他许多好处，如可以改善心情，提高乐观情绪和自信心，减轻疲劳，缓解压力，加强心脏和肺部功能，减轻焦虑和抑郁，改善睡眠，增强肌肉力量和耐力，有助于保持健康的体重、预防心血管疾病、糖尿病和骨质疏松。

刚开始可以慢慢进行一些简单的身体锻炼活动，例如，从一天 10 分钟住所周围散步或几分钟爬楼梯开始，然后逐渐增加活动的时间和强度。根据每个人体质不同，活动的强度和类型会有所不同。经过一段时间逐步锻炼以后，最好坚持每天进行 20 ～ 30 分钟中等强度的体育运动或锻炼身体活动。

美国癌症协会建议成人癌症康复者每星期锻炼至少 150 分钟中等强度运动或至少 75 分钟的剧烈运动，例如，快步行走、跑步、游泳、各种球类运动、骑自行车、登山、举重等。

锻炼身体当然也因人而异，根据自身条件和喜好，选择适合自己的体育运动，循序渐进，长期坚持。如果与其他爱好活动的伙伴或邻居一起进行锻炼，效果更好。

锻炼身体应因地制宜，包括在家里、工作场所、室外或健身房。

中国传统的健身活动，例如太极拳、气功、体操、按摩和晨练等，都是癌症康复者可以选择的项目；印度的瑜伽也是一项很好的身体锻炼；还有大家喜欢的广场舞或健身舞也是一项很好的健体强身、娱乐身心的锻炼活动。

癌症康复者要根据自己身体的具体情况和运动能力来决定体育运动的参与程度，因为癌症的各种治疗可能会造成身体一定程度的损伤或副作用，特别是体质比较虚弱、严重贫血患者、免疫功能低下、骨癌患者、骨质疏松年长者、身体和肢体不便的患者，应该避免剧烈的体育运动。在身体条件得到改善后再做一些力所能及的体育运动，从强度较小的锻炼活动开始并渐渐增加强度。

保健品使用

在美国保健品又称营养补充剂或功效营养素。常用的保健品可以分为两大类，一是维生素和矿物质之类的保健品，二是来源于蔬菜、水果、豆类和谷类草本植物等提取的保健品。

我们都知道癌症的特点之一就是会引起身体营养不良，特别是在癌症中晚期。由于癌细胞长期消耗身体内各种营养素，造成身体许多基本营养素缺乏，特别是多种维生素、矿物质和微量元素。如果无法通过正常的饮食补充这些缺乏的营养素，医生常常建议选择使用适当剂量的维生素和矿物质之类的保健品。

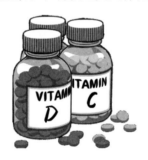

在美国，肿瘤医生会定期检查癌症康复者身体的多种维生素、矿物质和微量元素的血液水平。如果发现有任何一种缺乏，都会及时补充。例如，常见乳腺癌康复者体内的维生素 D 和矿物质钙水平低下，医生会要求乳腺癌康复者长期服用低剂量的维生素 D 和补钙。

有贫血情况的癌症康复者，需要服用铁剂和维生素。

如果饮食习惯特殊，无法通过正常饮食获得足够的营养素或胃肠道吸收功能不良的情况下，也可以考虑适量补充来源于蔬菜、水果、豆类和谷类草本植物等提取的保健品。

请注意保健品不能代替日常食品，例如，水果、蔬菜和其他食物。

在使用保健品之前，特别是一些特殊的或需服用高剂量的保健品，应当先咨询医生或相关的专业人士。

如果病人还在继续服用抗癌药物或相关药物，是否可以同时服用保健品？保健品是否会影响其他药物？请先咨询癌症医生或相关的专业人士。

健康和安全饮食

饮食对于癌症康复者非常重要。专家的意见有两条，一是选择健康的饮食，二是吃安全的食品。关于癌症康复病人健康和安全饮食的问题，可以咨询有关专业人员，例如营养师或肿瘤医生。

癌症治疗以后，特别是化疗以后，往往会引起一些消化道方面的副作用，例如，食欲下降、恶心、味觉变化或口腔溃疡，从而导致食欲下降。身体的营养不足，不利于癌症的康复。

一般来说，专家建议食用植物性食物、低脂食物，做到营养均衡的饮食，例如，多吃水果、蔬菜、全谷物、鱼、瘦肉、低脂乳制品，少吃或不吃高度深加工食品和红肉。

癌症康复者每天获取必需的营养物质，包括蛋白质、碳水化合物、脂肪和水。如果胃口不好，进食量不够，可以尝试全天吃4～6顿小餐，而不是3顿大餐，确保达到身体需要的热量。

每天喝水十分重要。如果还没有喝水习惯的话，可以试着通过一些食物和饮料摄入水分。例如稀饭、汤、茶、牛奶或牛奶代用品、水果（西瓜）、凉拌青菜等。

如果对食物缺乏胃口，可尝试用一些调味食品，例如，柠檬、大蒜、咖喱、酸菜、酸萝卜。对肉类食物胃口不佳，可以尝试从其他食物中获取蛋白质，例如鱼、蛋、奶酪、豆类、坚果、豆腐等。

如果病人口腔酸痛或口腔溃疡，请避免食用酸性食物、辛辣食物、油炸食品等。

美国癌症协会给癌症康复者提供的健康饮食指导如下：

每天至少吃2份水果和5份蔬菜，强调多吃水果和蔬菜。

选择食用健康的脂肪，包括 ω-3 脂肪酸，例如，鱼和核桃中的脂肪酸。

选择食用饱和脂肪含量低的蛋白质，例如，鱼、瘦肉、蛋、坚果、种子和豆类。

选择食用健康的含碳水化合物的食物，例如，全谷物、豆类、水果和蔬菜。

多吃各种不同的有色蔬菜和水果。蔬菜和水果含有丰富的多种维生素、矿物质、微量元素和植物化学物质，这些物质是天然的功效营养物质和抗氧化剂，可能会帮助对抗或中和一些致癌物质。另外，蔬菜和水果含有大量的植物纤维，脂肪含量低，有助于控制身体体重。

此外，健康饮食也可以帮助缓解其他的身体疾病和降低罹患疾病的风险，例如心脏病、高血压、肥胖和糖尿病等。

以下是癌症康复者出现的关于饮食和食物的一些常见问题。

（1）应该少吃肉吗？

大多数资料建议低脂饮食可以降低癌症复发的风险，例如乳腺癌患者。过多的食用脂肪含量高的肉类，容易造成肥胖。据报道，肥胖可能会增加癌症复发的风险。但是不能够完全放弃食用肉类食品，食用适量的肉类食品是必要的，而且是安全的。

一般建议，不宜吃过多的红肉（牛和羊肉）和加工过的肉类食品，例如火腿、熏肉、香肠和罐头肉。

有几项流行病学研究表明，大量食用红肉和加工肉类食品与罹患结直肠癌、前列腺癌和胃癌的风险增高有关。一些研究表明，煎炸、烧烤肉类，尤其是脂肪含量高的肉和带皮家禽肉，在高温下产生杂环胺的致癌物。

美国癌症学会关于癌症预防的营养与身体活动指南建议，限制摄入加工肉类和红肉，不鼓励在高温下烹制这些肉类和其他脂肪含量高的肉类。

（2）素食是否能够降低癌症复发的风险？

到目前为止，还没有确凿的证据表明吃素或成为素食者，在癌症治疗后的康复期效果比一般的正常健康饮食更好。

没有研究显示素食比一般的健康饮食在防止癌症复发上更有效。然而，有一些人提出素食更有利于健康，因为饱和脂肪含量低，纤维、维生素和植物功效营养物质含量高，可能更符合美国癌症学会关于癌症预防的营养与身体活动指南。

癌症康复者应当根据自己的饮食习惯，注意多吃一些植物性食物，例如水果、蔬菜和全谷物，不需要完全吃素。

对于素食的癌症康复者，应当注意补充均衡和充足的营养，因为此时身体需要大量的营养来恢复体力和生理功能，特别是免疫功能。

（3）应该只吃有机食品吗？

有机食品通常是指那些没有用过化学杀虫剂、除草剂、合成肥料、转基因、电离辐射处理或人工食品添加剂的食物。肉类、蛋类、水产品、奶制品等相关的动物在其生长的过程中不使用抗生素、生长激素或人工饲料。

目前没有证据表明有机水果和蔬菜比现代化常规种植的水果和蔬菜更能有效地降低癌症复发的风险。各种类型的水果和蔬菜对健康都有好处，无论是有机的还是常规种植的。

一般来说，与常规种植品种相比，有机水果和蔬菜的某些营养元素可能有些差别，例如，维生素 C 含量往往较高。如果在条件容许的情况下，尽量食用符合有关标准的有机食品，特别是有机的动物食品，例如，肉类、鱼虾类、蛋类和奶制品。

（4）有没有预防癌症复发的"超级食物"？

到目前为止，医学上还没有发现和证实某种食物可以预防癌症复发和转移，即没有所谓的"超级食物"。有些食物含有某些比较高的营养成分，例如胡萝卜、番茄、红薯、南瓜等含有丰富的类胡萝卜素（Carotenoids），这类物质可以帮助增强身体免疫力，帮助抵抗癌症；还有十字花科蔬菜，例如西兰花、包心菜、芥蓝菜、花椰菜等，含有一些可以帮助降低罹患癌症风险的植物化学物质，例如硫代葡萄糖苷、羟基肉桂酸、山柰酚和槲皮素等。

有些食物含有某些特殊的营养成分，例如，茶叶中含有的茶多酚类物质（儿茶素），这些特殊的物质具有抗氧化活性，不仅能帮助抑制癌症肿瘤细胞增殖，还可以帮助抑制癌症周围血管的形成和肿瘤细胞的扩散。

另外，西方人比较喜欢吃生的蔬菜（沙拉）、生榨蔬菜汁和果汁，而中国人习惯吃熟蔬菜。过度煮熟的蔬菜中，维生素和其他营养元素的数量可能会降低。

目前还没有证据表明，对食物不同的吃法会对癌症康复者的生存时间有影响。

（5）是否少吃糖和糖类食品？

癌症康复者应少吃糖和糖类食品，包括白砂糖、红糖、蜂蜜、含糖饮料、甜食等。研究发现身体血糖与胰岛素水平、癌细胞生长有密切关系。许多类型的癌细胞含有大量的胰岛素受体，使其比正常细胞对胰岛素促进生长的能力反应更强烈，癌细胞的许多生长因子需要大量的糖分物质。因此有人形容"癌细胞也特别喜欢吃糖""糖会滋养癌细胞"。

虽然目前还没有直接证据表明糖类食品的摄入会直接增加罹患癌症或癌症复发的风险，但是建议癌症康复者减少含糖高的食物和饮料摄入，特别是在癌症康复期的头 5 年。

另外，糖类食品的热量高，容易增加体重，造成肥胖。世界卫生组织建议成人每天糖的摄入量应控制在 25 克以内。

（6）是否需要谨慎食用豆腐和豆制品？

乳腺癌康复者和甲状腺癌康复者需谨慎食用豆腐和豆制品。一般来说，大豆制成的豆腐和豆制品含有丰富的蛋白质和其他营养元素，而且热量低、成本低，对身体的益处很多，广受人们的喜爱，特别是在亚洲地区。但是，大豆含有一种叫异黄酮（Isoflavones）的植物化学激素，其化学结构与人体内的雌激素结构相似。实验室研究发现雌激素可以促进乳腺癌的生长和扩散。因此，美国医生担心过多食用大豆制品或大豆异黄酮产品（膳食补充剂或保健品）可能会对乳腺癌的康复不利。特别是那些诊断为雌激素受体阳性的乳腺癌康复者或在癌症康复期间使用荷尔蒙（激素）疗法的病人，应当谨慎食用豆腐和豆制品，避免食用大豆异黄酮产品。

在美国，有临床研究表明乳腺癌罹患者食用中等量（每天53克）的大豆食品会影响身体内细胞生长基因表达，可能会导致癌细胞的生长。另外，甲状腺癌康复者和甲状腺功能异常的病人也需要谨慎食用豆腐和豆制品。研究发现，豆制品会干扰一些甲状腺药物在胃肠道的吸收，从而影响药物的效果。

目前发现豆腐和豆制品只是对乳腺癌和甲状腺癌康复者有影响，还没有发现对其他癌症康复者有影响。

（7）什么是安全食品？

癌症康复者要特别注意食品安全。

癌症患者在多种治疗后，身体免疫功能明显下降。例如身体血液白细胞减少，同时往往胃肠道消化功能全面低下。这使得身体容易发生食源性疾病或食物中毒。食源性疾病往往是食品中含有致病微生物引起的，例如细菌、寄生虫或病毒等，容易造成胃肠道感染。发生食源性疾病的结果可能是严重的，可能会进一步导致身体其他器官感染。

吃生的或未煮熟的食物是引起食物中毒的常见原因，例如，未洗过的新鲜水果和蔬菜，生的或未煮熟的牛肉，特别是碎牛肉，以及其他生的或未煮熟的肉类和家禽。

以下是一些减少感染风险的基本食品安全措施的提示：

（1）生吃蔬菜和水果之前要彻底冲洗蔬菜和水果。

（2）适宜温度下处理和储存食物。

（3）充分煮熟食物。

（4）熟食不能放置太久。

（5）经常洗手，特别是在准备食物和进食之前洗手。

（6）不吃未煮熟的鸡蛋。

（7）不要吃生鱼、牡蛎或贝类。

（8）餐饮器具要勤消毒，在处理生肉、鱼、家禽和鸡蛋时要特别小心，要彻底清洁与生肉接触的所有器具。

（9）不食用过期或变质的食品。

（10）注意家里的饮用水是否达到饮用安全标准。

健康体重

临床数据显示，大多数的癌症患者存在不同程度的体重下降。保持健康的体重对于癌症康复者来说也是非常重要的。健康的体重可以降低癌症复发的风险，延长存活的时间。

许多病人在癌症的治疗期间食欲下降，甚至造成营养不良，导致体重下降或身体消瘦，但是也有少数病人体重反而增加或身体肥胖。不管是消瘦还是肥胖，都需要进行适当调整以保持体重在一个健康的水平上。

癌症康复者每天必须通过食物获得足够的营养物质，包括蛋白质、碳水化合物、脂肪、水、维生素和矿物质，每天还需获得足够的热量来避免体重减轻。

对于需要减肥的癌症康复者，专家建议循序渐进慢慢减肥，每周不能超过 1 千克。控制每天食物的数量和热量，同时还要进行适当的身体活动或体育锻炼，例如散步、太极拳、广场舞或者其他。

在美国，无论你的体型大小，一般用腹部脂肪含量或腰围大小来提示身体健康的风险指数。成年男性腰围在 94 厘米或更多提示健康风险增加，102 厘米或更多提示健康风险大大增加；成年女性腰围在 80 厘米或更多提示健康风险增加，88 厘米或更多提示健康风险大大增加。

良好睡眠

大量的证据表明，充足的睡眠和休息对癌症康复者至关重要。

研究表明，缺乏睡眠可能引起身体免疫功能下降，内分泌功能紊乱。如果身体免疫功能低下，对癌细胞的控制将会受到影响。

许多癌症患者和癌症康复者都有睡眠不足或失眠现象。造成这一现象的原因是多方面的，可能是由于癌症引起的身体变化，特别是精神上的压力和恐惧，还有各种治疗带来的副作用。

对于癌症康复者来说，充足的睡眠是癌症康复的重要组成部分。睡眠是身体自我修复的最佳手段，能帮助身体各个器官生理功能的恢复，特别是身体的神经系统、内分泌系统、免疫系统和心血管系统。健康的睡眠是身体健康的基础，也是癌症康复的基础。

癌症康复者可以参考以下建议：

（1）首先需要一个良好的生活习惯和良好的生活环境。

（2）养成个人良好的作息习惯。

（3）每天按时睡觉，提倡早睡早起。

（4）最佳睡眠开始时间最好在晚上 10 点，避免晚于 11 点或 12 点。

（5）保证足够的睡眠，每天睡眠时间的多少因人而异，一般来说，最好在 8 小时以上。

（6）尽可能地避免熬夜，特别是经常性的熬夜。

（7）中国人中午休息的习惯非常好。坚持午休，哪怕是很短暂的时间。

（8）睡前避免喝茶或咖啡。

（9）睡前避免食用含有咖啡因的食物。

（10）晚上睡前避免长时间使用手机。

（11）睡前 1～2 小时避免使用电脑。

（12）保持卧室的安静、光线暗和通风。

（13）如果长期睡眠不好或白天感觉过度困倦，请咨询相关的医生和专业人员。

戒烟

美国的癌症医疗组织或医生会要求癌症康复者一律戒烟。大量研究表明烟草或烟草相关产品中含有数十种致癌物质，可以引起多种类型的癌症。

吸烟会增加癌症复发的风险，同时也会增加罹患第二种原发性癌症的风险。

癌症康复者尽可能生活在无人吸烟的地方，包括家庭和工作场所。

原来吸烟者要戒烟，原来不吸烟者要避免吸入二手烟。

限制饮酒

美国癌症医疗组织和医生建议，为了减少癌症复发的风险，癌症康复者应该完全限制饮酒，特别是在癌症康复期的前5年。

大量的研究表明，酒精是引起某些癌症的危险因素，特别是口腔、咽喉、食管、肠道、肝脏和乳腺等部位的癌症。摄入酒精过量可能会增加癌症复发的风险，同时也会增加导致罹患第二种原发性癌症的风险。

在癌症康复期 5 年之后，如果选择饮酒，也要适度。

癌症复查

美国癌症医疗组织和医生认为，常规癌症治疗结束后，照顾和管理癌症康复者的工作并没有结束。康复者将会被安排继续回到医院定期复查癌症是否完全被控制，是否有治疗带来的副作用，监测身体健康状况，并给予康复者健康生活和医疗上的相关指导。

癌症康复者和医生共同制订个性化癌症复查的回访计划，这个计划将成为未来几个月和几年监测康复者的康复指南。回访计划可能包括定期体检或针对癌症的医疗检查。一般来说，在治疗后的头 3 年每 3 ～ 6 个月进行 1 次检查，之后每年检查 1 次。

癌症复查的三个重要目标：一是检查原来的癌症是否复发，二是检查原来的癌症是否转移到身体其他的器官和组织，三是检查是否有不同于原来的其他类型的新癌症在身体内开始生长。

经过常规癌症治疗后，可能身体内残余的少数癌细胞数量很少或体积很小，开始未能被检测到。经过一段时间蛰伏以后，这些细胞开始逐步繁殖生长，癌细胞的数量会增加或体积不断扩大，直到出现体征或症状，此时才有可能被检测到。这些复发或转移的癌症往往与原来的癌症是同类型的。

癌症复发和转移的机会取决于最初诊断的癌症类型、临床分期、治疗方法和其他因素，例如健康状况和生活方式等。

有一部分癌症康复者在康复期间有可能被发现有新的癌症肿瘤出现，其癌症类型完全不同于原来的癌症。

医生会对癌症康复者定期进行针对癌症的专门检查，例如身体检查、影像学检查、血液癌症标志物检查等。

癌症康复者的警惕和自我检查也是非常重要的，因为相当一部分早期癌症的发现是康复者自己首先发现癌症复发或转移的迹象和症状，然后报告给医生。

癌症康复者应当保存好自己的病例资料，以便日后帮助医生更好地跟踪病情发展和提供医疗指导。

第七章　癌症预防

大量的科学证据表明，许多癌症是可以预防的。

我们已经知道造成癌症发生的原因是多方面的，因此，癌症预防也同样可以从多方面入手，例如癌症基因检测、癌症早期筛查、自我检查、医疗体检、个人生活习惯和生活环境等。

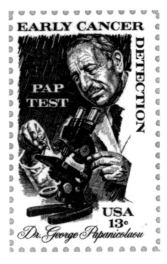

从现在开始，我们一起来预防癌症。

从癌症发生原因的预防来说，我们前面提到了癌症发生的原因，一是身体内在基因；二是外来影响因素；三是身体自身的健康，特别是身体的免疫功能；四是概率或"运气"。同样，我们需要从这四个方面来进行预防，当然在概率或"运气"方面，我们可能还无法预防。

癌症的形成和生长需要经过相当长的一段时间，大多数可能是数年或更长时间。因此，理论上从癌症长周期生长过程的特性来说，我们完全可以早发现、早诊断、早治疗。

遗憾的是，现实生活中大部分的癌症病人无法在早期得到诊断，许多是病人自己察觉一些症状，自己上门求医，此时病情大多进入中期甚至晚期，往往错过了最佳的治疗时机。癌症也就成了难治之症或者"不治之症"。

如果我们认真对待癌症发生的原因，相当数量的癌症是可以预防或避免的。在美国，有科学证据表明至少有 40% 的癌症是可以预防的。这其中有 60% 的病例患癌原因与环境因素和生活因素息息相关，例如空气污染、水污染、食品污染、吸烟、过度饮酒等。如果能够改变这些不健康的环境因素和生活因素，许多癌症是可以减少或预防的。

理论上说，一个人在没有任何癌症相关症状出现之前，癌症早期筛查最为重要，如果能够在早期发现，得到及时的早期治疗，人们基本上就可以控制癌症，癌症也就真正成了"可治之症"。

目前谈论的比较热门的话题是癌症的早期筛查和早期诊断。早期筛查广义上说是通过一些检查发现早期癌症，包括病人的自我警惕和检查、医疗体检、物理影像检查、实验室血液和病理组织诊断。

自我警惕和检查

癌症预防从自己做起，自我警惕和自我身体检查，争取尽早发现。许多不明原因的身体不适要引起警惕，例如身体疲劳、食欲不振、慢性感染、胸闷、咳嗽、腹痛、腹泻、消瘦、头痛、骨痛、发烧等。相当一些癌症在形成过程中都会有一些早期症状，例如乳腺癌、肺癌、胃癌、鼻咽癌、口腔癌、结直肠癌等。

下面列举两个常见的癌症。

乳腺癌

美国强调自我意识，女性从年轻时就开始注意自己的乳房，乳房感觉、外观和触摸。一般建议要注意：乳房内或附近的肿块（腋下区域），乳房大小或形状的变化，乳房的皮肤凹陷或起皱，乳头向内凹陷，乳房、乳头或皮肤上出现鳞屑，红色或肿胀的皮肤。特别要注意发现乳房内的肿块，如果发现肿块，要尽快去医院检查，以便确定肿块的性质，是否是癌症或其他。现实生活中，乳房发现的肿块大多数是良性的，例如乳腺小叶增生，但是需要排除癌症肿瘤的可能性。

年龄在 40 岁以上的女性，建议开始定期进行乳房的影像检查。

肺癌

肺癌的主要诱因是吸烟，另外，还有职业和环境因素。肺癌的早期发现非常不易。如果有长期吸烟史，年龄在 50 岁以上，建议每两年进行一次胸部 X 线检查或 CT 检查。任何年龄的成年人，如果出现经常性或不见好转的咳嗽，应当引起高度重视，尽快去医院检查，并且进行胸部 X 线检查或 CT 检查。

肺癌常常引起以下一些症状：咳嗽、刺激性咳嗽、胸部疼痛、胸闷、气短、气喘、声音沙哑、痰中带血或铁锈色、长期反复肺部感染或支气管炎、食欲不佳、体重减轻等。但是，有的肺癌患者可能没有任何一项以上症状，特别是一些年长的病人。

医疗体检

定期医疗体检非常重要，医疗体检加上物理影像检查是目前最有效的癌症早期筛查手段。笔者认识一位企业的领导，有次我回到国内时，曾到他办公室聊天，其间匆匆进来了他的主任秘书，报告刚刚从医院拿到的全厂职工年度医疗体检报告的情况。当年体检的 600 人中发现有 2 人罹患早期癌症。这位领导非常沮丧地告诉我，他们工厂连续 3 年每年的全厂员工医疗体检一定会发现有个别职工是早期癌症患者。我当场告诉他，他们做得很对，坚持每年给员工做身体检查，及早发现和治疗是控制癌症的关键，只要能够早期发现，就能尽早控制或治愈癌症。

因此，笔者呼吁从今天开始，请大家将预防癌症掌握在自己手中。在经济条件容许的情况下，每年进行医疗体检，特别是年龄在 60 岁以上的人群。

有专家指出，临床上 80% ～ 90% 的早期肺癌患者都是通过医疗体检发现的。对于各种类型的癌症，定期医疗体检和癌症筛查一定会增加及早发现癌症的机会。

癌症检查

在美国，对于不同类型的癌症，特别是常见的癌症，都有全国性的早期诊断筛查的临床指导建议或准则。

对于大多数癌症实体瘤，如肺癌和乳腺癌，影像学检查被认为是监测早期癌症的"黄金标准"。

最常见和最有效的作为筛查工具的影像学检查：X线检查、CT检查、PET检查和MRI检查（乳腺癌、肺癌等多种癌症），还有内窥镜检查（鼻咽癌、食管癌、胃癌、结直肠癌）、抹片检查（宫颈癌）。

乳腺癌

大部分的早期乳腺癌可以通过早期筛查发现。

在美国乳腺癌的早期筛查方法仍然是乳腺影像（Mammogram）（简称乳房X线检查或乳腺钼靶X线检查）。一般认为，在可以触摸到乳腺癌肿块的两年之前，乳房影像就能发现癌症早期的微小病灶或迹象。

在美国，一些医生和医疗机构建议，年龄在40岁以上的女性应开始进行乳房影像检查。检查的频率应当由医生评估以后再确定，是否每年、每2年或5年检查1次。乳腺影像检查是一个早期发现乳腺癌最有效的方法，而且安全、快捷、无副作用。

高风险妇女，例如，母亲或其他家庭成员有乳腺癌历史或妇女知道自己有BRCA基因突变的，建议从30岁开始每年进行1次乳房影像检查或 MRI 检查。临床上认为 MRI 检查是对早期乳腺癌最为敏感的一种影像诊断检查。

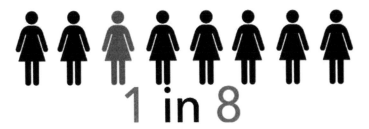

肺癌

我们知道吸烟是引起肺癌的主要原因。建议吸烟的人群，年龄超过 50 岁的，应当每年进行胸部的 X 线检查或 CT 检查，以便能够发现肺癌的早期病灶。

不吸烟的人群也应当定期进行胸部 X 线检查或 CT 检查。

在过去的很长一段时间，有专家认为 X 线检查或 CT 检查作为肺癌早期诊断依据是有限的。但是，最近在美国有一个 20 多万人群大规模的临床试验，发现在肺癌高危人群（如吸烟者），并在某一特定年龄组的人群，应用低剂量高分辨率的 CT 检查可以大大提高肺癌的早期诊断率。

结直肠癌

在美国，医生建议 50 岁开始，每 5 年进行一次结肠镜检查（Colonoscopy）。

大量临床资料表明患有结肠息肉的人，以后罹患结直肠癌的风险大大高于一般普通人群。另外，如果有家庭成员尤其是父母亲有结肠息肉生长病史，结肠镜检查的频率应当增加，每年或每 2 ～ 5 年检查 1 次。一旦发现有结肠息肉，应立即进行手术切除，以防止其癌变。

在美国，有临床证据表明，如果每个人都进行定期的结肠镜检查，至少有 60% 以上的结直肠癌死亡是可以避免。不幸的是，现实生活中每 3 名美国成年人中就有 1 人没有按照医生的建议进行定期的结肠镜筛查。

胃癌

胃镜检查是发现早期胃癌的有效方法。经常性胃部不适的人群，年龄在 40 以上的，建议定期进行胃镜检查。胃癌高发地区的老年人群，进行胃镜检查的频率应当更高。

宫颈癌

子宫颈抹片检查，简称宫颈抹片（PAP），是早期发现宫颈癌的有效方法。子宫颈抹片检查是从宫颈表面抹取一点组织样本，在显微镜下观察是否有癌症病理的异常变化。

在美国，2016 年有超过 1.3 万名妇女通过子宫颈抹片检查被诊断为早期宫颈癌，并且得到及时的治疗，有效阻止了癌症的进一步发展。

另外，我们已经知道大多数宫颈癌是由人乳头瘤病毒引起的。这些病毒相关的基因测试帮助在传统宫颈抹片检查的基础上，提高宫颈癌的早期诊断。

前列腺癌

过去临床上最常用于前列腺癌的筛查方法是前列腺特异性抗原（Prostate Specific Antigen，PSA）检查。前列腺特异性抗原是前列腺癌细胞分泌的一种蛋白质，血液中这一物质增多是罹患前列腺癌的征兆。后来发现许多测试结果出现假阳性，也就是说身体内有些前列腺特异性抗原增多并不只是前列腺癌引起的，也可能是由于一般的前列腺良性肥大或慢性炎症引起的。

美国近年来已经改变和修订了 PSA 检查的临床指导建议。另外还发现许多罹患前列腺癌的年长者 PSA 检查呈阳性。而这些年长者实际上没有癌症引起的任何不良影响和明显的临床症状。可能会继续正常地活着，生命没有受到威胁，最终也可能死于其他疾病或原因。

因此，对于罹患前列腺癌的年长者，有一部分医生建议不需要立即进行癌症传统的治疗。这一类病人的癌症进展缓慢，症状不明显，癌症伴随一生，很多情况下不会直接造成患者死亡。但是，需要主动监测病人的身体状况，进行相对应的医疗管理。医生通过定期观察病人或前列腺活体组织检查，决定何时开始进行适当治疗或是否需要切除癌症组织。

癌症标记物筛查

长期以来，随着医学科学技术不断进步，我们有能力监测出成百上千的各种癌症生物标本（迹象），从突变的种种癌症基因，到癌细胞内外的种种附属物；从癌症组织的生长物和分泌物，再到癌细胞破碎后的种种组织碎片。可以说，癌症早期筛查无所不能，希望发现癌症的任何蛛丝马迹，从而能够确诊早期癌症，能够进行早期治疗，能够降低癌症导致的死亡。

癌症标记物筛查或称为癌症诊断试剂，有的也称之为"癌症早期筛查试剂"。

一般来说，癌症诊断试剂是指取病人身上的血液或组织标本，用实验室的方法，检查和诊断病人是否罹患某种癌症。

遗憾的是到目前为止，在上百种各式各样标榜为"癌症早期筛查"的名单中，还没有一个真正临床诊断意义上，并且得到美国 FDA 许可的"癌症早期筛查"，也就是通过简单的血液筛查某种癌症标记物，明确诊断出某种癌症的早期阶段。

癌症早期筛查需要满足以下三个基本要素：

一是灵敏性，身体内癌症标记物在非常少或小的时候，是否能够测定出这些相关的标记物。

二是精确性（特异性），是否能够排除检查结果出现假阳性或假阴性的可能性；是否只有所检查的癌症组织特有。

三是定位性，是否能够准确定位癌症生长或出现的部位。

到目前为止，美国 FDA 还没有批准和建议任何一个通过血液样品的癌症早期筛查，因为在灵敏度和精确度上没有达到临床要求的标准，也就是说，没有一个筛查能够确定是否患有某一种临床上界定的早期癌症。

从某种意义上，目前的癌症早期筛查与其说是早期筛查，不如说是癌症的中期或是晚期检查，因为这一时期的癌症肿瘤体积已经明显肿大而且癌细胞代谢旺盛，各式各样的标记物开始大量出现。

临床上许多实际应用的所谓癌症早期筛查只能作为辅助检查，

用于癌症治疗效果的评估，以及治疗后癌症康复期的监测和治疗后癌症是否复发的检查。

许多癌症检测的标记物并不是癌细胞所特有。例如，许多血液中癌症标记物的筛查，检测癌细胞分泌的特别标记物，实际上往往一些正常细胞也能够分泌这些特别的标记物，因而容易造成检查的假阳性问题。

到目前为止，还没有一种癌症早期筛查能够诊断出各种或多种癌症。

到目前为止，还没有一种癌症早期筛查能够用于大范围的全民普查。

到目前为止，从预防癌症的角度考虑，做身体全基因测序，实际临床意义不大。因为癌症本身或癌症是否发生并非受单一基因因素所影响，有癌症基因并不表示一定会罹患癌症。

到目前为止，尽管可以测出有某种癌症的基因突变，但还是无法100%或80%以上确定癌症一定会发生。另外，即使检测出有的基因突变，发现有某种癌细胞生长在身体内，也还是不能100%确定身体内癌细胞会生长成临床上鉴定的癌症，是否一定需要进行治疗。因为还有许多其他因素影响癌症的生长，例如身体状况、外部环境、概率等。

到目前为止，大量的临床数据表明，在一定年龄的健康人群中，特别是70岁以上的老年人，通过基因检测检查到血液中携带许多癌症突变基因，但是，这些老年人并没有发生癌症疾病，甚至可能永远不会发生。因为在他们的生命结束时，发现导致他们死亡的是其他的疾病，例如，可能是心脏病或脑出血等，而不是癌症。

尽管癌症早期筛查面临诸多问题，但是，癌症早期筛查还是对抗癌症非常重要的环节。相信经过科学家们的不懈努力，一定会有真正临床意义上的癌症早期筛查问世，一定会有分门别类、每个不同时期的检查，包括癌症的前期、早期、中期、晚期，康复期和复发期等。

到目前为止，所有的癌症诊断试剂检测或筛查分析，归纳起来有以下特点：①在测试的层面上，有基因水平和细胞水平。②在测试的内容物上，有基因或DNA、蛋白质或多肽、或其他分子物质。

癌症的发生和发展可以视为一个自身进化演变的过程。有些癌细胞的生长，如同许多生物或植物生长现象一样，经历自身癌症基因和细胞诞生、培育、发芽，细胞的早期生长、中期生长、转移和繁衍生长，最后到达晚期发展。

有些癌细胞的生长是在正常细胞突变的基础上发展而来的，经历相当长时间的变异，即"癌前病变期"，然后进入癌变期，进而发展到癌症肿瘤的生长期。

如果我们能够在"发芽"之前或在"癌前病变期"，也就是在基因或细胞水平检测中检测出癌症的发生，预测早期癌症，就能在癌细胞形成肿瘤之前将其消灭。

下面我们讨论一些目前临床上常用的癌症标记物检查。

1. 基因水平检查

从预防疾病的角度来看，做全部基因测序，实际指导意义不大，因为癌症本身并非单一基因因素所影响决定的。但是，有一些群体罹患癌症的风险非常高，这是由于他们的基因构成或遗传因素导致的。对这些人群进行基因测试，可以帮助对癌症发生的风险进行评估。

目前在基因水平测试方面，比较有临床意义的主要有乳腺癌（BRCA）突变基因的检测。

在美国有研究发现，所有乳腺癌病例中有 5%～10% 的病人是 BRCA 突变基因检测异常（呈阳性）。流行病学调查发现，有一小部分人（约 400 人中有 1 人，即人口的 0.25%）携带 BRCA 突变基因（阳性）。检测发现 BRCA 突变基因呈阳性，并不代表身体就有癌症。但是，如果 BRCA 突变基因以某种方式受损时，发生 BRCA 基因突变的大爆发，BRCA 突变基因大量复制，再加上其他因素的参与，最终可能会导致癌症的发生。

女性应该知道她的家庭成员的健康历史。如果她的母亲或姐妹或祖母罹患乳腺癌或卵巢癌，尤其是在年纪不大时就已经患病，如在 30 岁或 40 岁，流行病学的统计发现该女性一生中罹患乳腺癌的风险较高，应当引起高度警惕，去看专业医生。

美国的研究发现，BRCA 突变基因呈阳性的妇女，她们一生中罹患乳腺癌的风险概率大约为 40%。另外，甚至还有专家认为，BRCA 突变基因呈阳性的女性，如果她们的母亲在 30～40 岁时患有乳腺癌，那么在这些女性的一生当中，罹患乳腺癌的概率是100%。

美国的一些专家建议 BRCA 突变基因呈阳性的妇女，在没有发病之前的适当年龄进行预防性乳房切除术，以降低罹患乳腺癌的风险，或再加上预防性输卵管或卵巢切除术，以消除人体雌激素的主要来源，进一步降低罹患乳腺癌的风险。

如果检测发现 BRCA 突变基因呈阳性的妇女，身体并没有发现癌症，且不希望进行预防性切除手术，另一种选择是进行更频繁的定期身体癌症检查，包括乳房 MRI 或 X 线检查，以便能够尽早发现癌症并及时治疗。

另外，在美国研究发现 BRCA 突变基因阳性的妇女，罹患卵巢癌的风险是 40% ～ 50%。早在 2010 年，《美国医学协会杂志》的研究建议，携带 BRCA 突变基因的女性应该考虑进行预防性手术，因为其罹患乳腺癌和卵巢癌的风险非常高。

安吉丽娜·朱莉的故事

美国名人、好莱坞女演员、联合国儿童亲善大使——安吉丽娜·朱莉在 2013 年进行了双侧乳房切除术，之后，又在 2015 年进行了卵巢切除术。然而这些措施都是预防性的切除，实际上她并没有临床上罹患任何癌症或出现相关症状。为什么她要做出这样令一般人难以接受的痛苦和创伤的选择？主要的原因是她来自一个癌症高风险的家庭，她的母亲、外祖母和阿姨均死于卵巢癌或乳腺癌。她自己的基因检测发现 BRCA 突变基因呈阳性。她不希望自己在以后生命的某个时刻也罹患癌症。

她的选择和举动在美国引起争论，相当部分的人群并不赞同她的选择，认为过于极端。仅仅是癌症突变基因出现阳性，并不直接代表罹患癌症，只能说明罹患癌症的概率。再有，科学技术在飞速进步，说不定很快就会发现更好的方法对付 BRCA 突变基因引起的癌症，而不需要这样预防性的外科切除大手术。

2. 液体活检（Liquid Biopsy）或细胞水平检查

该检查根据检测内容物的不同主要分为三种。

（1）身体血液中脱落的循环肿瘤细胞（CTC）检测。

（2）身体血液中脱落的循环肿瘤 DNA（ctDNA）检测。

（3）身体血液中脱落的循环肿瘤代谢物或分解物检测。

循环肿瘤细胞检测是通过获取脱离癌症病灶，脱落在血液中游走的癌细胞，然后在实验室的条件下对这些癌细胞进行分析，以确定癌细胞的性质，鉴定属于什么类型的癌症。

循环肿瘤 DNA 检测是通过获取癌症的 DNA 实现，癌症本身的生长过程同样是经历新陈代谢的过程，不断有新细胞生长，同时不断有代谢细胞死亡。在肿瘤细胞死亡过程中，会释放出自身的 DNA 和其代谢物进入血液循环，形成循环肿瘤的 DNA。在实验室的条件下，对这些 DNA 进行分析，以确定癌症 DNA 突变的性质，鉴定属于什么类型的癌症。

循环肿瘤代谢物或分解物检测是通过获取癌症的相关代谢物或分解物，癌症本身的生长过程同样是经历新陈代谢的过程，癌症组织不同的代谢物或分解物会不断地释放到血液循环中，形成循环肿瘤的组织代谢物或分解物。在实验室的条件下，对这些代谢物或分解物进行分析，以确定癌症的性质。

筛查或检测的癌症实物或标本主要有以下来源：癌细胞本身的分泌物、癌细胞的脱落物、癌细胞外表面的标记物、癌细胞内的标记物、癌细胞的坏死物和碎片物。

有临床诊断数据显示，如果病人身体里有 1.5 ～ 2 厘米大小的癌症肿瘤，这时的肿瘤将会释放或脱落相当数量的癌细胞和其他分子物质进入到全身血液循环中去。

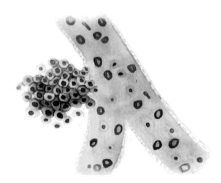

一些癌症肿瘤标志物可能被检测到。例如，癌症抗原125（CA-125），用于测试卵巢癌；CA15-3、CA27-29、CEA，用于测试乳腺癌。由于这些检测特异性不强，经常出现假阳性或假阴性结果，基于这个原因，目前这些测试不能用于临床早期癌症的筛查诊断。

相比之下，循环肿瘤DNA检测得到更为广泛的应用，包括乳腺癌、头颈部癌、肝癌、胰腺癌、结直肠癌、宫颈癌、肾癌、前列腺癌和黑色素瘤等。

目前，作为早期癌症筛查，以上三种癌症标记物检查在实际应用上都受到许多限制，例如，灵敏度和特异性的问题。但是，作为癌症诊断的辅助检查，上述检查在临床应用上发挥了重要作用，例如，监测疾病进展程度，确定癌症性质，帮助指导治疗，了解预后发展等。

癌症疫苗

预防性的癌症疫苗是防止癌症发生的关键之一。

大家一定会希望如果有一种疫苗能够预防癌症就好了，像是天花或小儿麻痹症一样，打一针永远预防（接种疫苗），终身免疫。目前看来，研制出预防性癌症疫苗的可能性很小，其中的原因之一是，疫苗主要针对外源性的病原体，如天花病毒，而癌症是以内源性为主，而且是一类具有多样性和多变性的特殊疾病。

但是，我们还是可以从其他方面开发预防癌症的疫苗。

在身体正常免疫反应的过程中，每一个阶段都会产生各种各样不同的蛋白质（或称为抗原），针对这些相关的蛋白质（抗原）就可以形成不同的疫苗，从而帮助激活身体免疫功能，预防癌症和间接抵御癌症的发生。

在癌症发展的过程中，特别是在细胞癌变的前期和癌症的早期，都会产生具有一定特色的不同蛋白质（或称为抗原），针对这些相关的蛋白质（抗原）就可以形成不同的疫苗。这些疫苗中，有的可以帮助早期癌症诊断；有的可以帮助增强身体免疫功能，预防癌症和间接抵御癌症的发生；有的可以直接抵御癌症的发生。

我们已经知道有些病原体是癌症发生的诱因，例如，病毒和细菌。如果针对这些病原体，开发出相关的疫苗，就可以阻断癌症发生的诱因，间接地预防癌症发生。

我们知道，有一部分癌症是由于长期的慢性感染造成的，而这些感染源包括某些病毒感染。如果避免和预防这些病毒，相应癌症的发病率将会大幅度降低，疫苗就可以有效预防这些病毒引起的癌症。

但是，要强调的一点是，并不是感染上这些病毒就一定会罹患癌症。反过来，并不是所有这些癌症都是由这些病毒引起的。临床统计表明，以下这些癌症可能是由于病毒引起。

（1）乙型肝炎病毒与肝癌。乙型肝炎是由于乙型肝炎病毒通过血液和性传播引起的，可以造成长期慢性肝炎，临床上已经知道相当一部分肝癌是由慢性乙型肝炎转变而来的。因此，早期接种乙型肝炎疫苗可以避免罹患乙型肝炎，从而降低罹患肝癌的风险。在美国，医生建议一些高危人群接种乙型肝炎疫苗，例如多个性伴侣的成年人、静脉注射毒品的吸毒者、男性同性恋者。

（2）人乳头瘤病毒与宫颈癌。人乳头瘤病毒是一种通过性传播的病毒，可以引起宫颈炎和宫颈糜烂，从而进一步导致宫颈癌和其他癌症。临床上已经证实接种人乳头瘤病毒疫苗可以预防宫颈癌。要注意的是，接种人乳头瘤病毒疫苗只是对那些没有受到人乳头瘤病毒感染过的人群有效。美国的女性青少年（11～12岁）广泛进行人乳头瘤病毒疫苗接种，以防止日后罹患宫颈癌的可能性。

近年来，有人提出个性化预防癌症疫苗的设想。这些疫苗是针对特定的人群或个人定制而成。

戒烟

年轻人请不要吸烟，已经吸烟的人群请戒烟。使用烟草是最主要的致癌危险因素之一，毒害身体，甚至造成生命危险。

吸烟与各种癌症关系密切，包括肺癌、口腔癌、喉癌、胰腺癌、膀胱癌、宫颈癌和肾癌。另外，吸烟还会导致心血管系统疾病、呼吸系统疾病等多种疾病。

任何类型的烟草都要避免使用。咀嚼烟草与口腔癌和胰腺癌有关。即使不直接吸烟，长期接触二手烟也可能增加罹患肺癌的风险。

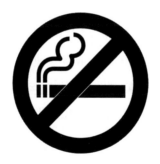

在美国，社会大众已有广泛认知，避免烟草是预防癌症和保护身体健康的重要措施。

烟草产品中除含有许多致癌物质以外，还有一种极易上瘾的天然化学物质——尼古丁，它会造成日常生活中的一些成瘾性习惯。吸烟者如果希望成功地戒烟，就需要解决成瘾和习惯这两大问题。

戒烟可以改善健康状况，提高生活质量，延长寿命，以及减小对周围人生活的影响。戒烟的方法很多，以下是几点建议。

（1）首先要了解吸烟会造成罹患多种癌症的可能，确定为什么要戒烟。

（2）确定目标，制订一套符合自己的戒烟计划，并且告诉家人、朋友和同事，自己准备要戒烟。

（3）避免吸烟的诱因，包括一些特定的时间、活动、感觉和人。例如早上起床、休息、使用手机、看到旁人吸烟或精神焦虑的时候通常会引发吸烟的冲动。

（4）扔掉自己住所、工作场所、汽车里所有香烟、打火机、烟灰缸、火柴和其他与烟草相关的东西。

（5）清洗任何闻起来有香烟味的物品，例如衣服、床上用品、地毯、家具、窗帘等。

（6）在戒烟的初期，尽力避免接触身边的吸烟者。

（7）必要时，需要寻求医生或者专业人员的帮助。戒烟72小时之后，尼古丁会从身体排出，可能会产生不同程度的尼古丁戒断症状（烟瘾、烦躁、精神不振、注意力不集中等），大多数人在1周后开始感觉好转，然后在1至3个月内会自动消失。

戒烟具有很大的挑战性，相信每位吸烟者都可以成功戒烟，即使之前曾有过多次的尝试和失败，也不能放弃，"失败是成功之母"。

适度饮酒

适量饮酒有益健康，过量饮酒有害健康。

其实，最好的预防是滴酒不沾或适度少量的饮酒。前面我们已经提到，长期过度或过量的饮酒可能导致癌症的发生，特别是那些对酒精过敏，喝酒脸红的人群，大约50%的亚洲人或中国人可能属于这一类人群。

因为身体内先天性的缺乏酒精代谢的酶（乙醇脱氢酶和乙醛脱氢酶），导致进入身体的酒精无法有效进行代谢，乙醇和乙醛的快速和大量的堆积可以严重伤害身体的许多组织和器官。例如，肝脏的损坏（酒精性肝炎，甚至慢性肝硬化）。另一方面，高浓度的酒精本身就可以直接刺激和伤害身体组织和器官，例如，胃肠道、胰腺、肝脏。还有酒精可能使得其他的致癌物质更容易溶解，更容易吸收进入身体，从而增加罹患癌症的可能性。

首先，我们需要知道什么是"适量饮酒"和"过量饮酒"？

酒或酒精饮料里面的主要成分是乙醇（酒精），不同类型的酒含有不同百分比的酒精。例如，啤酒含有约5%的酒精，葡萄酒含有约12%，日本的清酒含有约15%，米酒或西方的烈性酒（蒸馏酒、杜松子酒、朗姆酒、伏特加、白兰地、威士忌等）含有25%～65%。

一般认为"适量饮酒"或"安全饮酒"的标准为，每天的酒精含量应当控制在 10 ～ 14 克，这相当于 250 ～ 350 毫升的啤酒，110 ～ 150 毫升的葡萄酒，32 ～ 45 毫升的米酒或烈性酒，如果饮酒量超过这些数值，则认定为"过量饮酒"。

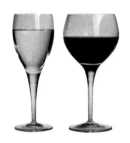

正常人群饮酒以后，身体需要 1 ～ 2 小时来进行酒精的代谢和分解。而那些对酒精过敏，喝酒脸红的人群，饮酒以后身体需要约数小时或更长时间来代谢和分解。另外，其他因素也会影响酒精在身体内的代谢和分解，例如身体健康状况、体重、性别、年龄、个人身体代谢率、伴随食物的摄入等。有肝脏疾病的人群，酒精在身体内的代谢和分解肯定比正常人缓慢。

美国政府的膳食指南还建议，以下情况不宜饮酒。

（1）儿童和青少年（年龄小于 21 周岁）。

（2）怀孕或准备怀孕的妇女。

（3）驾驶或准备驾驶汽车、其他运输工具或机器的人。

（4）操作需要技能、协调和警觉活动的人，例如高空作业者。

（5）服用某些可能与酒精相互作用的处方药或非处方药的人。

（6）患有某些疾病的人，例如肝脏疾病（特别是慢性肝硬化）、胰腺疾病、胃溃疡、咽喉和食管疾病等。

（7）正在从酗酒中恢复或无法控制饮酒量的人。

不同地区、不同人都有自己饮酒习惯和文化，以下是一些建议。

（1）不宜过快饮酒，尽量避免酒精在身体内快速堆积。

（2）不要空腹饮酒，空腹饮酒对胃肠道伤害比较大。

（3）在喝酒之前，先食用一些其他食物，例如，米饭、面食、汤等。

（4）在饮酒之后，饮用热汤、热茶、咖啡等。

（5）又抽烟又饮酒，"烟酒不分家"的人群需要特别注意，两者加在一起对身体健康的危害性更大。

（6）对酒精过敏、喝酒脸红的人群尽量少饮酒或不饮酒。

环境污染

环境污染主要包括空气污染、食用水污染、土地污染。

环境污染越来越影响我们的生活质量，同时不同程度地增加了罹患各种疾病的风险，包括癌症。避免和降低环境污染是预防癌症的重要措施。

空气污染包括室外空气污染和室内空气污染。

室外空气污染源可能有汽车尾气、建筑工地的粉尘、工厂排放的废气、类似于 PM2.5 可吸入颗粒物等。尽量远离空气污染源，采取必要的隔离措施，例如，外出时可以考虑戴口罩。

室内空气污染源可能有吸烟、家庭使用的一些清洁剂、蜡烛、刺激性香水、油漆、胶水、甲醛、铅、石棉等，还有大家喜爱的煎、炒、炸等高温烹调方式，容易产生大量油烟，其中夹杂着不少烷烃类化学物等致癌物。建议在烹调时要注意打开抽油烟机，或选用其他健康的烹调方式，例如控制适当的烹调温度。

食用水污染源可能有各种污水、工业废水、污染的土地等。家庭使用的自来水必须符合联合国卫生组织规定或国家规定的饮用标准，尽可能饮用干净的水或经过科学有效过滤的饮用水。

保护皮肤

在美国和澳大利亚，皮肤癌是最常见的癌症之一，也是最容易预防的癌症之一。

专家建议，避免长期在太阳底下暴晒。当太阳光线最强时，上午 10 点到下午 4 点之间远离太阳照射。

如果需要留在太阳底下活动或工作，请注意采取遮挡太阳、适当穿衣、使用太阳镜、宽边帽、防晒霜等保护措施，并且尽可能地缩短暴晒的时间。

用皮肤防晒霜是预防皮肤癌的重要措施。下面简单介绍如何正确使用防晒霜。

市面上售卖的防晒霜，根据阻挡紫外线的能力一般分为三种：SPF15、SPF30 和 SPF50。SPF 代表紫外线防护系数，它是衡量紫外线通过皮肤的能力程度。

根据科学研究知道，SPF15 防晒霜可以阻挡 93% 的紫外线，

SPF30 防晒霜可以阻挡 97% 的紫外线，而 SPF50 防晒霜可以阻挡 98% 的紫外线。UPF 越高越好，30 和 50 之间的差异约为 1%。

对于大多数人来说，广谱（UVA/UVB）SPF30 防晒霜是生活中最常用的一种。涂抹防晒霜的注意事项如下。

（1）在出门前 15 分钟，开始涂抹防晒霜到皮肤上。皮肤需要大约 1 分钟才能吸收防晒霜并开始起到保护皮肤的作用。

（2）每次使用量大约 5 毫升或更多，尽可能覆盖所有暴露的皮肤。例如脖子、肩膀、背部、脸部、耳朵、腿和脚。

（3）建议每 2 小时或游泳、出汗后重新涂抹防晒霜。

（4）新生儿远离太阳照射。防晒霜应当用于 6 个月以上的婴儿。

健康饮食

民以食为先。每一个地方都有当地的饮食习惯。在不影响当地饮食习惯的前提下，只是留心一下自己的饮食，找到适合自己的健康食物。简单地说，多吃一些新鲜蔬菜、水果、五谷杂粮、豆类、坚果等食物，选择性地吃肉类等食物。

健康和均衡的饮食是保证身体健康的基础。健康的身体是身体免疫系统防御功能的保证，健全的身体免疫系统是每个人与生俱来的抗击癌症最好的武器，是一道天然的隔离墙。

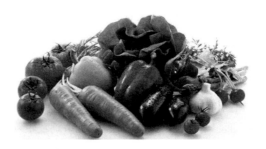

尽管食物不能保证预防癌症，但可能有助于降低罹患癌症的风险。专家建议经常食用以下食物。

蔬菜类：西兰花、菠菜、花椰菜、抱子甘蓝、白菜、芥蓝菜、胡萝卜、洋葱、豌豆、生菜、毛豆、番茄、海带、紫菜、芦笋、蘑菇、食用菌（香菇、草菇、金针菇、黑木耳、银耳等）、辣椒、姜、葱、大蒜。

水果类：梨、苹果、橘子、葡萄、蓝莓、蔓越莓、浆果、樱桃、番木瓜、杏仁、柠檬。

五谷杂粮类：红薯、糙米或普通米、玉米、全麦面食、麦片、黄豆、扁豆、黑豆、红豆、斑豆、鹰嘴豆。

坚果类：核桃、葵花籽、夏威夷坚果。

肉类：鱼肉、鸡肉或火鸡肉。

调味品类：橄榄油、菜籽油、低脂或无脂沙拉酱。

饮料类：各种天然果汁、绿茶、水。

其他类：咖喱、豆腐、脱脂牛奶、低脂奶酪、鸡蛋等。

食物与癌症发生的关系错综复杂，长期食用不健康的食物，肯定会增加罹患癌症的风险。

建议少吃以下食品：加工肉类、腌制食品、烟熏食品、油炸食品、高盐食品、高脂肪食品、高热量食品、糖和糖制品。

在美国及其他西方国家，许多人关心和有疑惑，红肉（如牛肉、羊肉和猪肉）是否会增加罹患癌症的风险？尽管大量研究并未发现红肉与癌症的发病风险有直接的联系，但是，人们普遍认为要限制红肉的摄入。这些肉类颜色比较深，其肉中含有比较高的血红蛋白、肌红蛋白、铁、动物激素等。

如果身体需要，或身体缺乏一些营养元素，建议补充相应的维生素类的功能营养保健品。目前也还没有科学证据确定健康人群食用维生素类营养保健品可以降低癌症的发病风险，或者增加癌症的发病风险。

建议避免以下食品：农药超标食品、化肥超标食品、有毒物污染食品、过期食品、发霉食品（霉变的大米、麦、豆、玉米、花生、高粱等）。

下面列举几个与我们大家日常可能碰到的食物，在世界范围，特别是美国，对这些食物进行了大量的调查和研究。

1. 十字花科蔬菜和深绿色叶类蔬菜

这类蔬菜包括西兰花、抱子甘蓝、西洋菜台、卷心菜、花椰菜、芜菁、羽衣甘蓝、菠菜、生菜、莴苣、莜麦菜、芥菜、菊苣、瑞士甜菜、芹菜和欧芹。

这类深绿色叶类蔬菜含有以下各种营养物质：

（1）维生素：维生素C、维生素K、B族维生素、叶酸。

（2）矿物质：锰、钾、镁。

（3）植物化学营养物质：硫代葡萄糖苷（可以形成异硫氰酸酯、吲哚和萝卜硫素）、类胡萝卜素、羟基肉桂酸、山奈酚、槲皮素以及多种皂苷等。

（4）大量植物纤维。

有研究表明，这类深绿色叶类蔬菜含有的类胡萝卜素、硫代葡萄糖苷（吲哚、异硫氰酸酯）、芹菜素、花青素等成分可能有助于预防癌症。

这些物质具有抗炎作用，通过保护细胞免受 DNA 损伤，帮助灭活致癌物质，诱导癌细胞死亡，抑制肿瘤血管形成和肿瘤细胞迁移。

过去 30 年的研究一直认为，食用十字花科蔬菜可以帮助降低罹患癌症的风险，包括黑色素瘤、食管癌、前列腺癌和胰腺癌。研究人员已经确定十字花科蔬菜含有一种类胡萝卜素（萝卜硫素）。该物质可以延迟或阻止癌细胞的发展。在细胞分子水平上，可以抑制酶组蛋白去乙酰化酶（HDAC），而该酶的活性与癌细胞的发展有关。

深绿色叶类蔬菜中的类胡萝卜素可以抑制某些类型的乳腺癌细胞、皮肤癌细胞、肺癌和胃癌的生长。

含有类胡萝卜素的蔬菜可以帮助预防口腔癌、咽喉癌。

欧芹和芹菜中发现的一类化学物质，称为芹菜素。该物质可以抑制动物模型的癌症，可以缩小肿瘤的尺寸。

深绿色叶类蔬菜一般含有大量抗氧化物质，例如花青素。在实验室中，花青素已被证明可以减缓癌细胞增殖，杀死已经形成的癌细胞，阻止新肿瘤的生长。另外，研究发现抗氧化物质可以帮助预防癌症。在癌症发生之前，从身体中清除潜在危险的"自由基"。

西兰花为十字花科蔬菜，可以降低罹患肠癌的风险。当这类蔬菜被食管消化后，会产生一种名为"吲哚 -3- 甲醇"的抗癌的化学物质。研究发现这类物质可以改变和保护肠道内壁，降低癌症发生的风险。

美国国家癌症研究院的研究表明，吲哚和异硫氰酸酯可以抑制膀胱癌、乳腺癌、结直肠癌、肝癌、肺癌和胃癌的发生。

2. 大蒜

大蒜是葱属蔬菜的一种，葱属蔬菜还包括洋葱、韭菜、韭葱和大葱。大蒜以及其他葱属蔬菜是世界上许多饮食中的重要食物，其辛辣和独特的风味受到人们的喜爱。

大蒜含有丰富的大蒜素（硫化合物、烯丙基化合物），还含有精氨酸、低聚糖、菊粉、皂苷、黄酮（山奈酚和槲皮素）、硒等植物化学成分。

长期以来医学界一直认为大蒜可以预防癌症。大蒜可能有的作用：①抗炎症和抗微生物特性。②阻止致癌物质导致细胞突变。③阻断或抑制致癌物质的激活。④保护和修复细胞 DNA。⑤减少癌细胞增殖或诱导癌细胞正常死亡。

全世界范围的许多研究表明，大蒜和其他葱属蔬菜的摄入量增加可以降低罹患某些癌症的风险，包括胃癌、结直肠癌、食管癌、胰腺癌和乳腺癌。

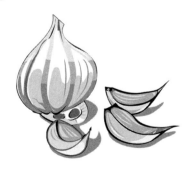

欧洲癌症和营养前瞻性调查（EPIC）发现，较高的洋葱和大蒜摄入量与罹患结直肠癌风险降低相关。此外，法国的一项研究发现，大蒜摄入量的增加与罹患乳腺癌风险降低有关，食用大蒜和洋葱可以降低罹患乳腺癌的风险。

美国有研究发现，增加大蒜摄入量可能会降低罹患胰腺癌的风险。与食用较少量大蒜的人相比较，食用较大量大蒜的人罹患胰腺癌的风险降低了54%。另外，美国的一项妇女健康的研究发现，与大蒜食用量较低的女性相比较，食用比较多大蒜的女性罹患远端结直肠癌的风险降低了50%。

在中国，研究发现，经常食用大蒜和各种类型的洋葱和韭菜可以降低罹患食管癌和胃癌的风险。大蒜和大葱也可以降低罹患前列腺癌的风险。

目前，美国国家癌症研究院认为，大蒜是具有潜在抗癌特性的蔬菜之一。成年人每天一般食用建议剂量为：2～5克新鲜大蒜，或0.4～1.2克干蒜粉，或2～5毫克大蒜油，或0.3～1克大蒜提取物，或其他相当于2～5毫克大蒜素。如果需要大剂量食用大蒜或其他葱属蔬菜或相关大蒜产品，请向医学专业人士咨询。

3. 茶叶

茶起源于中国西南地区，来自植物山茶花（Camellia sinensis）的叶子。茶可以说是世界上最古老、最受欢迎和最普及的饮料。虽然有无数独特风味的品种，但是一般可以分为4种基本类别：绿茶、红（黑）茶、乌龙茶和白茶。在美国、欧洲和印度等许多国家和地区，红茶是最常见的茶饮料，而绿茶是在中国和日本最受欢迎的茶饮料。

茶叶中含有许多营养素和植物化合物，例如咖啡因、茶多酚（儿茶素）、氨基酸（L- 茶氨酸）、维生素、黄酮醇（槲皮素、山柰酚）、矿物质、微量元素、氟化物等。

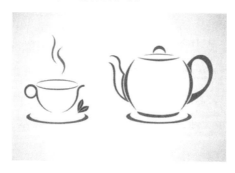

比较 4 种类别的茶，绿茶含有的营养素和植物化合物最为丰富，其次是红茶。

长期以来，人们一直认为茶有助于身体健康。许多人也认为茶有助于降低罹患癌症的风险，可以帮助预防许多癌症，包括皮肤癌、肺癌、口腔癌、食管癌、胃癌、小肠癌、结直肠癌、肝脏癌、胰腺癌和乳腺癌等。但是，大多数研究是在动物实验中进行，而人体研究（流行病学和临床研究）尚无肯定结果。也就是说，茶在人类预防癌症中的确切机制还不清楚，不能下结论。

研究表明茶叶中含有的茶多酚类物质（儿茶素）具有抗氧化活性，可以清除身体组织细胞的自由基，保护细胞 DNA 免受氧化引起的损伤，在动物实验中发现，茶多酚可以抑制肿瘤细胞增殖，可以抑制癌症周围血管的形成和肿瘤细胞的扩散。另外，茶多酚类物质和黄酮醇（槲皮素、山柰酚）可以帮助调节身体免疫系统功能，帮助激活身体内的自身解毒酶，如谷胱甘肽 S- 转移酶和醌还原酶，可能有助于防止癌症肿瘤的生长。

尽管饮用或食用茶叶或茶产品给人类健康带来诸多好处，但是如果大剂量或高浓度的饮用或食用茶叶或茶产品可能会引起一些不良反应，例如恶心、胃灼热、胃痛、腹痛、头晕、头痛和肌肉疼痛等。

茶叶或茶产品中含有咖啡因，一种影响中枢神经系统的天然兴奋剂。大剂量或高浓度地食用、饮用茶叶或茶产品可能会产生许多不良反应，轻者会导致睡眠障碍，重者甚至会导致心动过速、心悸、烦躁不安、神经过敏、震颤、头痛、腹痛、恶心、呕吐、腹泻等。

另外，也提醒注意茶叶或茶产品中可能含有的其他有害物质，例如农药残留物、霉菌、铝金属等。

作为一般传统方法和正常剂量饮用的茶是安全的。但是，如果需要大剂量或高浓度的饮用或食用，应当寻求专业医生或相关专业人员的帮助和指导。

4. 大豆（黄豆）

大豆（黄豆）作为食品有多种形式的吃法，包括豆腐、豆豉、毛豆、豆浆、味噌和大豆粉。特别是亚洲地区的人们喜欢食用大豆这一传统食品。

大豆食品营养极为丰富，含有人体内生产蛋白质所需的所有氨基酸，是一种很好的蛋白质来源；含有多种矿物质，例如，铁、钙、钾、镁、铜和锰；含有多种不饱和脂肪，例如 ω-6（亚油酸）和 ω-3（α-亚麻酸）。另外，大豆含有多种植物化学物质和活性化合物。例如异黄酮（植物雌激素）、皂苷、酚酸、植酸、酶调节蛋白（蛋白酶抑制剂）、鞘脂等。

在过去相当一段时间，大多数科学研究认为大豆及大豆食品可以帮助降低一些癌症罹患的风险。

许多在中国和日本进行的研究表明，经常食用大豆及大豆食品，罹患乳腺癌的可能性比那些不经常或少吃的人明显降低10% ～ 25%。

但是，近年来大豆食品对癌症的影响引起巨大的争议。所有的争议集中在乳腺癌上：大豆食品究竟可能降低罹患乳腺癌的风险，还是可能增加罹患乳腺癌的风险？

一份重要的研究报告发表在2014年9月4日的美国《国家癌症研究院期刊》上。研究对象是罹患乳腺癌病人在接受手术治疗前后，检查其癌症组织（活检组织）并且进行对比，参加研究的病人为140名女性。其中的70名食用大豆蛋白（每天52克大豆蛋白，相当于约4杯豆浆），另外70名食用安慰剂（非大豆蛋白）。

该研究发现，大豆蛋白可能会激活几种促进细胞生长的基因，还会增加一些细胞的生长，包括乳腺癌组织细胞。

该研究建议正常人可以吃大豆及大豆食品，作为均衡饮食的一部分，但要适量。如果罹患有乳腺癌，就不要食用。

但是，该研究缺乏许多关键的证据，大豆及大豆食品是否对正常人有影响？是否会对没有罹患乳腺癌女性产生任何影响？是否会对这些研究对象进行全面的基因对比检查？食用大豆蛋白是否与普通日常食用的大豆或大豆食品相同？

尽管后来的许多研究结果参差不齐和相互矛盾，但还是引起了人们的注意和担忧。

提出大豆可能会增加乳腺癌以及其他与激素相关癌症风险的

根据是大豆食品中含有大量异黄酮，异黄酮是植物中发现的一种弱雌激素样化合物。例如，染料木甙（Genistein）和大豆甙（Daidzin）在化学结构上类似于人体雌激素（Estradiol），在人体内可能具有雌激素样的功能。

在医学上，我们已经知道大多数乳腺癌对雌激素敏感（雌激素受体阳性或 ER 阳性），雌激素可能会帮助乳腺癌生长。这就提示我们大豆食品中的异黄酮（弱雌激素样化合物）可能也会帮助乳腺癌生长。

另外，大多数乳腺癌患者在系统癌症治疗后，为了防止癌症的复发，医生要求患者长期服用降低身体雌激素水平的抗乳腺癌药物——他莫昔芬。这就提示我们大豆食品中的异黄酮（弱雌激素样化合物）可能会干扰或降低药物他莫昔芬的药效。

因此，为了谨慎起见，笔者给出以下建议。

（1）乳腺癌患者谨慎或避免食用大豆及大豆食品。

（2）雌激素受体阳性或 ER 阳性的乳腺癌患者应谨慎或避免食用大豆及大豆食品。

（3）正在服用干扰和降低身体雌激素水平药物，例如他莫昔芬，应当避免食用大豆及大豆食品。

（4）如果被诊断患有乳腺癌或其他癌症并且担心大豆异黄酮的影响，请向您的医生或相关专业人士咨询。

（5）正常人群食用大豆及大豆食品有利于健康，特别是本地区传统的食法，例如豆腐、豆浆、毛豆等。

健康体重

保持健康的体重是拥有一个好身体的基本要素。如何保持健康的体重是我们面临的一个挑战，因为现代食物、生活和工作方式都会严重影响身体体重，此外还有自身的先天体质。

保持健康的体重可能会降低罹患各种癌症的风险，包括乳腺癌、卵巢癌、子宫癌、前列腺癌、肺癌、结直肠癌和肾癌。

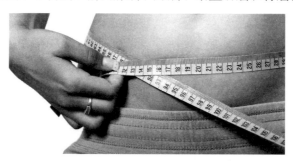

一般认为，过度肥胖是导致癌症发生的一个危险因素。身体脂肪过多会引起内分泌胰岛功能抵抗，引起相关激素分泌的增加，例如，胰岛素和生长因子。激素水平长期升高会比较容易促进身体癌症的发生。

身体肥胖还可促进雌激素分泌增加，而过多的雌激素可能会促进多种相关癌症的发生，如乳腺癌。

保持正常体重，避免肥胖，需要健康的生活方式，积极参加体育锻炼，还应避免食用高热量食物，例如，脂肪丰富的肉类食物和含糖高的食物。

我们每个人都有自己维持体重的方法。那么如何得到一个健康的体重？以下是一些建议。

（1）每天至少锻炼 30 分钟。

（2）少喝含糖饮料。

（3）避免高热量食物和高脂肪食物。

（4）多吃蔬菜、水果、全谷物、豆类等食物。

（5）按时一日三餐，早餐要丰富。

（6）限制酒精类饮料摄入量。

（7）少坐多动，少看电视和手机。

（8）生活要有规律。

体育运动

体育运动已成为现代人生活中不可缺少的一部分。

体育运动非常重要。体育运动帮助身体增强心肺功能，改善血液循环和消化系统功能，强健骨骼和肌肉，帮助维持正常体重，提高身体免疫力和抵抗疾病的能力。

在美国有研究表明，普通人的一生中，每 3 个人或 4 个人中就有 1 个人可能罹患癌症，但是，经常运动的人，每 7 个人中才有 1 个人可能罹患癌症。

体育运动有助于降低罹患癌症的风险。经常性体育锻炼可以降低罹患乳腺癌、结直肠癌、子宫内膜癌、前列腺癌等的风险。

在美国，正常人或病人去看医生时，通常医护人员会问，是否有锻炼身体？参加什么体育运动？每天的锻炼时间是多少？或每星期的锻炼时间是多少？你的医疗档案中一定包括有体育运动锻炼身体的信息。

医生建议成年人除正常工作（包括体力活的工作）之外，还需要有额外的经常性的体育锻炼。每天至少需要体育锻炼30分钟或每周70分钟以上的激烈运动。

室内运动：健身房锻炼、乒乓球、羽毛球、舞蹈、游泳、瑜伽、气功、按摩等。

户外活动：走路、跑步、爬山、运动操、广场舞、太极拳等。

良好睡眠

充足的睡眠对于预防癌症至关重要。特别注意尽量不要熬夜！

对于成年人来说，每天24小时的生物钟运行，其中的7～8小时是留给睡眠的时间，是恢复身体疲劳和维持正常身体机能最基本的要求。

每个人都有自己的作息时间。那么如何得到一个健康的睡眠？以下是一些建议。

（1）你的卧室必须安静舒适。

（2）选用适合的床、床上用品，例如枕头、床单和被褥等。

（3）睡前和睡眠过程中避免光亮。

（4）固定作息时间，每天同一时间开始睡眠，同一时间起床。

（5）每天晚上尽量不要超过 11 点上床睡觉。

（6）中午休息不能忽略，即便是短暂的小憩。

（7）睡觉前至少 4 小时内避免饮用咖啡、浓茶、酒精和高糖类饮料等刺激性饮料。

（8）睡前至少 2 小时内避免剧烈运动。

（9）谨慎使用安眠药。

（10）最佳上床就寝时间是每天晚上 9 点或 10 点，理想睡眠长度是 8 小时或者更长一些或睡到自然醒。

（11）如果暂时难以入睡，可以考虑听一些轻松的音乐，或阅读 15 分钟令人愉悦的书籍，或进行一些放松身体的练习（气功、瑜伽、冥想等），或喝一小杯温牛奶或温开水。

乐观情绪

有人提出癌症最怕的两个字，那就是"快乐"。当一个人充满乐观情绪时，身体的生理功能就会保持平衡，免疫功能正常，癌症基因的突变和爆发的可能性就会受到控制。

研究发现情绪变化可以通过大脑的神经内分泌系统影响身体免疫防御系统，快乐的情绪会帮助抑制癌症的发生。

美国国家癌症研究院用动物模型进行的研究表明，正面情绪有利于正常身体的神经内分泌功能反应，可以直接防止癌细胞的形成。例如，细胞内 DNA 得以很好地修复，细胞的生长得到正常的控制。

我们每个人都需要有乐观情绪。那么如何得到一个好的乐观情绪？以下是一些建议。

（1）面带笑容，快乐知足每一天。

（2）爱自己、爱家人、爱朋友。

（3）原谅自己，原谅别人。

（4）多帮助需要帮助的人。

（5）多与家人和朋友一起度过美好时光。

（6）做一些自己想做的事情。

（7）常与乐观、具有幽默感的人为伴。

（8）多参加一些户外活动，喜爱阳光，热爱大自然。

（9）在美国，许多人信奉宗教，并从中稳定情绪和获得精神力量。

附　录

附录一：癌症病人常见问题

1. 是否要让病人知道自己罹患癌症?

可能要因人而异和因地而异。不同的文化背景可能有不同的面对方式。在中国，大多数情况下，不希望病人知道自己罹患癌症。目前，在美国的病人有知情权利，90%以上的病人知道自己罹患癌症。一般都是由医生直接告诉病人。另外，癌症的治疗是一个漫长和复杂的过程，需要病人在知道自己患病的情况下，积极配合医生进行各种预防和治疗。

2. 癌症是绝症吗?

首先要消除对癌症的恐慌。癌症不是绝症，目前来说，大多数癌症经过系统的科学治疗是可以治好的，特别是癌症的早期和中期；确实，癌症的晚期是相当不容易治疗的。

3. 癌症会传染吗?

一般来说，癌症是不会直接传染的。但是，有一些特殊的病毒可以通过传染而引起身体组织器官的长期慢性感染，最后一部分慢性感染会转变成癌症。例如，乙型肝炎病毒与肝癌、人类乳头瘤病毒（HPV）与宫颈癌。

4. 癌症会从父母亲遗传吗?

有少数癌症是有可能从父母亲遗传而来的，但是，携带癌症遗传基因不一定就会罹患癌症。日后是否真正发病，后天其他因素的影响也十分重要。

5. 癌症会复发吗?

是的,有相当一部分的癌症,即使经过治疗后,也会复发。不同时期(早期、中期和晚期)、不同种类的癌症,还有外在的致癌因素(例如吸烟、过度饮酒、长期熬夜等)都会影响癌症是否会反复。

6. 为什么说癌症是一种老年病?

医学统计学相关数据表明,有 70% 以上的癌症是发生在 65 岁以上的老年人中,而且发现的时候往往是癌症晚期。许多老年人对癌症引起的症状感觉不明显,往往认为是小毛病,不愿意告诉或麻烦身边的人。

7. 为什么说癌症是一种慢性病?

大部分的癌症病人经过治疗后,还需要反复多次的定期复查。因为有相当一部分残留的癌细胞可能长期潜伏在身体内,如果控制不好,就有可能复发;如果控制得好,远离各种致癌因素,癌症可以与我们身体共存,一起度过生命的时光。

8. 为什么说癌症是一种现代病?

根据历史医学统计,在美国等发达国家,20 世纪初癌症的发病率是 20 个人中有 1 个(1/20),1940 年癌症的发病率是 16 个人中有 1 个(1/16),1970 年癌症的发病率是 10 个人中有 1 个(1/10),2000 年以后癌症的发病率是 4 个人中有 1 个(1/4)。而在欠发达国家,癌症的发病率相对比较低。可见随着人类现代化的进程,癌症发病率也不断攀升。另外,现代化程度相对比较高的国家,其人口老年化也越高，癌症的发病率也越高。

9. 癌症是否可以不治而愈?

不可以。千万不要有这样的侥幸心理。笔者再三强调癌症病人必须在第一时间内寻求医生或肿瘤专科医生的帮助。现代科学系统的治疗是对付癌症的法宝。

10. 癌症能够治愈吗?

随着科学技术的不断进步，癌症的治愈率（5 年存活率）在不断提高。大多数的癌症，特别是早期和中期发现的癌症，经过科学系统的治疗是可以治好的。但是，不可能保证百分之百治愈。

11. 外科手术为什么重要?

因为大多数癌症会形成一定大小的实体肿瘤，各种药物不容易迅速清除实体肿瘤，而外科手术可以。可以说到目前为止，外科手术拯救了大部分癌症病人的生命。

12. 手术是否会造成癌细胞扩散，加快癌症病人的死亡?

目前临床科学数据显示，病人不必担心手术是否会造成癌细胞扩散，从而导致癌症转移到其他器官。大多数的癌症，如果是癌症早期和中期，外科手术是首要考虑的治疗手段。

13. 癌症病人都需要进行化疗吗?

要根据病人的病情和身体状况来决定。许多早期癌症并不需要化疗，例如早期乳腺癌病人，另外还有上年纪的病人、体质非常虚弱的病人、癌症晚期的病人可以考虑不进行化疗。

14. 靶向疗法与化疗的区别是什么?

化疗是指使用药物来消灭身体的癌细胞，但遗憾的是，这些药物往往也会伤害一些正常细胞，带来一些严重的副作用。而靶向疗法是使用一些药物直接定位在癌细胞或癌症肿瘤部位，并消灭癌细胞，这些药物不会伤害其他的正常细胞和组织，因此靶向疗法带来的副作用相对比较少和比较轻。

15. 什么是免疫疗法？

免疫疗法是指通过各种方法提高身体的自身免疫力，特别是 T 淋巴细胞和 B 淋巴细胞（生成抗体），还有巨噬细胞（Macrophages）等。或者是通过人工辅助的方法得到免疫物质，例如单克隆抗体等。这些免疫力和免疫物质可以杀伤或消灭身体的癌细胞。

16. 什么是基因疗法？

基因疗法是一种新的治疗方法。主要是在实验室的条件下，将外来遗传物质（DNA 或 RNA）或新的基因引入（植入）到一个载体，这个载体可以是正常免疫细胞、癌细胞或周围组织等，这个基因引入后的载体将会导致癌细胞死亡或减缓癌症的生长，例如 CAR-T 细胞疗法。

17. 癌症病人经过系统治疗后，是否可以尽快恢复原来的工作？

癌症是一个很顽固和难治的疾病。癌症本身和癌症治疗对病人身体和心理来说都是极大的伤害和改变，身体和心理需要复原，复原需要时间，特别是经过外科手术、化疗和放疗的病人。因此建议病人不要立即回到原来的工作岗位上去。

18. 定期的身体癌症检查重要吗？

是的，定期的身体癌症检查非常重要。尽早发现，尽早治疗，可以大幅度降低癌症死亡率。

19. 常见的癌症身体检查有哪些?

例如:巴氏涂片检查宫颈癌,乳房 X 线检查筛查乳腺癌,胸部 X 线检查或 CT 扫描筛查肺癌,结肠镜检查结直肠癌,PET 扫描检查癌症在身体是否有转移,等等。

20. 什么是癌症基因（致癌基因）?

身体内帮助癌细胞发生、生长、分裂、转移和破坏能力的各种基因统称为癌症基因。正常情况下,这些癌症基因没有被激活或受到抑制,身体无恙。

21. 什么是癌症抑制基因?

相反,身体内控制或减缓癌细胞发生、生长、分裂、转移和破坏能力的各种基因通常为癌症抑制基因。正常情况下,这些基因的生理活性非常重要。癌症是否发生往往是癌症基因和癌症抑制基因两者相互较量的结果。

22. 什么样的人需要癌症基因检测?

不是每个人都需要进行癌症基因检测。如果家里有多个癌症罹患者,或有癌症家族史的人就需要进行必要的癌症基因检测。

23. 什么是三阴乳腺癌?

三阴乳腺癌是指通过检查有三个测试物为阴性的癌症。一是雌激素受体阴性,二是孕激素受体阴性,三是人体表皮生长因子受体阴性。三阴乳腺癌大约占所有类型乳腺癌的 10%。三阴乳腺癌的恶性程度最高,治疗的难度最大,复发和转移的概率最高。

24. 什么是癌前病变（Precancerous）？

首先要强调癌前病变并不是癌症，更多的是一种临床医学上的警示用语。通常指身体内一些细胞出现异常病变，而这些细胞日后的发展可能会增加罹患癌症的风险。例如，有些结肠息肉诊断为癌前病变，提示日后有可能会发展成为结肠癌；还有子宫颈抹片检查，有些特殊增生细胞诊断为癌前病变，同样提示日后有可能会发展成为子宫癌。被诊断癌前病变的患者，建议定期进行检查和及时治疗，癌前病变可以治愈或完全控制。

25. 什么是 X 线检查？

X 线检查可能是最为大家所熟悉的一种检查项目。利用 X 射线，拍摄人体各种部位的特殊照片，广泛用于诊断各种疾病，包括癌症肿瘤。但是，不足之处是其呈现的结果只是单一的平面图像。

26. 什么是 CT 扫描?

CT 扫描是计算机断层扫描的简称。CT 扫描同 X 线检查一样，都是利用 X 射线，不同的是可以从多个不同角度拍摄身体内部的照片，包括癌症肿瘤。然后，通过计算机将这些图像组合成详细的三维图像，完整地显示组织异常或肿瘤。有时候，在扫描之前也会给病人身体注入一些称为造影剂的特殊染料（非放射性物质），以便提供更好的图像细节。

27. 什么是 PET 扫描?

PET 扫描是正电子发射断层扫描的简称。首先需要注射少量特殊的放射性物质（显影剂）到病人的身体里面。目前，通常使用一种放射性糖物质（氟脱氧葡萄糖，FDG）。这些放射性物质会特异性地浸润到癌症肿瘤组织，通过放射性物质的高密度电子变化进行探测扫描，拍摄癌症肿瘤组织的照片。常常用于全身性检查癌症是否转移，但是，图像不如 CT 扫描或 MRI 那样清晰和详细。

28. 什么是 PET-CT 扫描？

PET-CT 扫描即 PET 扫描与 CT 扫描两者结合，以提高诊断的准确性、灵敏度和特异性。许多癌症的检查都需要进行 PET-CT 扫描检查，以便得到有关癌症的更多信息。CT 扫描和 PET 扫描会各自呈现不同的内容和信息。CT 扫描显示身体内组织或器官的详细图片，而 PET 扫描显示癌症肿瘤组织的分布情况。

29. 什么是核磁共振（MRI）？

核磁共振是核磁共振成像的简称，也称为 MRI。它是通过强大的磁性和无线电波生成数据，经过电子计算机详细描绘器官和组织。MRI 不使用 X 射线（X 线检查、CT 检查）或放射性辐射（PET 检查），因此，MRI 通常比较安全，特别适用于孕妇和儿童，MRI 经常用于拍摄大脑、脊柱、生殖系统、腹部和胸部的癌症肿瘤图像。但是，MRI 检查的费用可能高一些。

30. 有没有抗癌食品？

目前还没有科学研究表明哪些食品在正常食用范围内可以抗癌，因此没有抗癌食品。但是许多癌症专家建议选择食用植物性食物、低脂食物和以营养均衡为基础的饮食。例如，水果、蔬菜、全谷物、鱼、瘦肉和低脂乳制品，少吃或避免高度深加工食品和红肉。

31. 有机食品是否对癌症病人有益处?

是的,有机食品比无机食品要好些。相比之下有机食品的残留农药少、使用的化肥少、污染的程度小。如果经济条件允许,建议尽量选择有机食品。

32. 癌症病人是否可以吃保健品?

要根据病人的身体情况而决定是否可以吃。如果身体缺乏营养素,就应当进行补充。例如,在美国发现许多癌症病人或康复者身体缺乏维生素 D,医生建议病人长期服用维生素 D。

33. 癌症康复期需要注意的事项有哪些?

癌症康复期非常重要,如何科学面对是避免和减少癌症复发的关键。总体来说,需要注意以下几个方面:①心情。②休息。③饮食。④戒烟戒酒。⑤改变居住环境。⑥适当运动。⑦身体复查。

附录二：癌症疾病大事年鉴

据文献记载，早在公元前 460 ～ 370 年，希腊医生希波克拉底（Hippocrates），他也被认为是西方医学之父，首先使用专业术语 Carcinos（希腊语为"蟹"）"癌症"来描述非溃疡和溃疡形成的肿瘤。之后，一直到 18 世纪末的西方工业革命化开始，癌症才逐步进入人们的视线。在穿越近 250 年的时空隧道中，人类一直在不懈努力，渴望最终征服癌症那一天的到来。以下是 18 世纪末以来对癌症科学研究和防治具有里程碑意义的事件。

1775 年，外来因素和癌症。英国伦敦医院医生 Percival Pott 发现清理打扫房屋烟囱的清洁工人容易罹患阴囊癌，一种职业性癌症。于是第一次明确将外来因素或环境因素与癌症联系起来。

1863 年，身体炎症和癌症。德国病理学家 Rudolph Virchow 发现身体炎症和癌症的关系，第一个开始描述"白血病"。

1882 年，外科手术治疗癌症。美国纽约医院外科医生 William Halsted 首次针对乳腺癌进行根治性乳房切除术。

1886 年，父母遗传和癌症。巴西的眼科医生 Hilário de Gouvêa 第一个证明，癌症（儿童视网膜母细胞瘤，一种眼部恶性肿瘤）的易感性可以从父母遗传给孩子，也就是说，癌症是可以遗传的。

1896 年，放疗和癌症。美国芝加哥医院医生 Emil Grubbe 率先使用 X 射线治疗乳腺癌，可以说是"放疗"的诞生。

1902 年，细胞染色体和癌症。德国生物学家 Theodor Boveri 提出癌症肿瘤的发生与细胞染色体的损伤有关联，提出细胞染色体的改变可以导致细胞不受控制地进行分裂。

1909 年，免疫功能和癌症。德裔犹太人、免疫学专家 Paul Ehrlich 提出身体的免疫系统通常会抑制癌症肿瘤形成。这一概念被称为"免疫监视理论"。该理论一直指导癌症免疫研究延续至今，也就是依靠身体自身的免疫系统的力量来对抗癌症。

1928 年，巴氏涂片。希腊裔美国医生 George Papanicolaou 发明巴氏涂片检查（Pap）。通过显微镜下检查阴道细胞是否呈现为癌细胞，帮助诊断是否罹患宫颈癌。

1932 年，改良外科手术治疗癌症。英国伦敦外科医生 David H.Patey 发明乳腺癌的改良根治性乳房切除术。这种外科手术作为治疗乳腺癌的标准手术延续至今。

1937 年，美国癌症研究领导者。美国总统签署立法，建立了美国国家癌症研究院（NCI）。该机构引领美国癌症科学研究和临床应用。

1941 年，激素治疗癌症。美籍加拿大裔医生 Charles Huggins 发现切除睾丸以后，睾丸激素水平降低或补充雌激素可以帮助缩小前列腺癌症肿瘤。这一方法通常称为激素疗法或荷尔蒙疗法。

1947 年，化疗和癌症。美国波士顿儿童医院的医生 Sidney Farber 使用药物——氨基蝶呤治疗白血病，可以说是"化疗"的诞生。

1949 年，美国批准第一个化疗药物。美国 FDA 批准的第一个癌症化疗药物——Mechlorethamine（氮芥），属于一种烷化剂药物。

它通过化学毒素破坏细胞 DNA，从而杀死癌细胞。

1950 年，吸烟和癌症。科学家证明吸烟是导致肺癌发生的重要因素。

1953 年，华人科学家和癌症。在美国国家癌症研究院（NCI）工作的科学家 Min ChiuLi（美籍华人）和 Roy Hertz 使用氨甲蝶呤药物治疗绒毛膜癌，一种主要影响女性生殖组织的罕见癌症。首次表明通过化疗方法可以治好人类癌症实体瘤。

1958 年，药物联合治疗癌症。在美国国家癌症研究院工作的科学家 Emil Frei，Emil Freireich 和 James Holland 联合使用 6- 巯基嘌呤和氨甲蝶呤治疗急性白血病儿童和成年人，显著延长了病人的生存期。第一次提出联合化疗的理念。

1960 年，费城染色体和癌症。美国科学家 Peter Nowell 和他的研究生 David Hungerford 首先发现慢性粒细胞白血（CML）患者的癌细胞中出现异常小的染色体。该染色体被称为费城染色体（Philadelphia Chromosome）。

1964 年，警告公众吸烟危害健康。美国政府开始每年向美国公众发布健康报告（The U.S.Surgeon General），严正警告吸烟危害人体健康。

1964 年，病毒和癌症。英国科学家首次发现 EB 病毒与人类癌症（伯基特淋巴瘤）有关联。后来证实 EB 病毒可以引起其他好几种癌症，包括鼻咽癌、霍奇金淋巴瘤和一些胃癌。

1971 年，向癌症宣战。时任美国总统理查德·尼克松签署了《国家癌症法案》，该法案指导全国癌症控制的方针和计划。通过政府统筹人力、物力和财力全面支持癌症的预防和治疗。该法案被认为是尼克松总统在其任职内对美国人民最重要的贡献。

1978 年，抗癌新药。美国 FDA 批准 Tamoxifen（他莫昔芬）用于治疗乳腺癌。Tamoxifen 原来是一种作为避孕药开发的抗雌激素药物。

1979 年，肿瘤抑制基因。英国和美国科学家共同发现 TP53 基因（也称为 p53）是一种癌症肿瘤抑制基因，有助于控制癌细胞增殖并抑制肿瘤生长。

1984 年，乳腺癌基因。美国科学家发现大鼠细胞中的一种癌症基因，称之为"neu"。这种基因在我们人体内被称为 HER2（或 ErbB2）。有 20% ～ 25% 的乳腺癌病人的 HER2 基因过度表达，这类乳腺癌称为 HER2 阳性乳腺癌。

1984 年，人乳头瘤病毒（HPV）。德国科学家 Harald zur Hausen 首先发现人乳头瘤病毒——HPV16 和 HPV18。这类病毒导致 70% 以上的宫颈癌和其他一些癌症。

1985 年，乳房保留手术。美国国家癌症研究院提出乳房保留手术，对乳腺癌早期患者只是进行乳房肿瘤（肿块）局部切除术。

1986 年，克隆致癌基因。美国科学家成功克隆人类 HER2 致癌基因。

1991 年，中国科学家周健和澳大利亚科学家 Ian Frazer，在澳大利亚昆士兰大学（University of Queensland）共同研制成功人乳头瘤病毒（HPV）疫苗，为全人类防治女性宫颈癌做出了巨大贡献。

1993 年，粪便潜血试验。美国科学家发明粪便潜血试验（FOBT），帮助筛查早期结直肠癌，使美国结直肠癌病人死亡率降低约 30%。

1994 年，克隆肿瘤抑制基因。美国科学家发现和克隆肿瘤抑制基因 BRCA1。该基因可以生产蛋白质分子帮助控制和修复癌细胞 DNA，从而抑制癌症肿瘤生长。如果该基因出现变异或异常，癌症发生的风险就会大为提高。遗传的突变 BRCA1 基因会极大地增加女性罹患乳腺癌和卵巢癌的风险。

1995 年，克隆肿瘤抑制基因。美国科学家发现和克隆肿瘤抑制基因 BRCA2。与 BRCA1 极为相似，遗传的突变 BRCA2 基因会极大地增加女性罹患乳腺癌和卵巢癌的风险。

1996 年，抗癌新药。美国 FDA 批准药物——Anastrozole（阿那曲唑），一种阻断身体内雌激素形成的药物，用于治疗晚期乳腺癌。

1997 年，单克隆抗体药物。美国 FDA 批准药物——Rituximab（利妥昔单抗），一种单克隆抗体，用于治疗 B 细胞非霍奇金淋巴瘤。后来被批准用于治疗其他淋巴瘤和慢性淋巴细胞白血病等。

1998 年，单克隆抗体药物。美国 FDA 批准药物——Trastuzumab（曲妥珠单抗），商品名 Herceptin（赫赛汀），一种单克隆抗体，用于治疗 HER2 阳性转移性乳腺癌，后来被批准用于 HER2 阳性早期乳腺癌的辅助（术后）治疗。

2001 年，靶向药物。美国 FDA 批准药物——Imatinib（伊马替尼），商品名 Glivec/Gleevec（格列卫），一种可以阻断癌症肿瘤细胞信号通路的靶向药物，用于治疗慢性粒细胞白血病，后来被批准用于其他多种癌症肿瘤的治疗。

2004 年，单克隆抗体药物。美国 FDA 批准药物——Bevacizumab（贝伐珠单抗），商品名 Avastin（安维汀），一种单克隆抗体，可以抑制癌症肿瘤组织血管形成的药物，用于多种癌症的治疗。

2006年，抗癌疫苗。美国FDA批准人乳头瘤病毒的第一种疫苗——Gardasi（加卫苗）。该疫苗可预防两种类型的人乳头瘤病毒感染，从而降低人乳头瘤病毒引起的宫颈癌的风险。

2009年，抗癌疫苗。美国FDA批准人乳头瘤病毒的第二种疫苗——Cervarix（卉妍康），该疫苗可预防两种类型的人乳头瘤病毒感染，从而降低人乳头瘤病毒引起的宫颈癌的风险。

2010年，抗癌疫苗。美国FDA批准第一个人类癌症治疗性疫苗——Sipuleucel-T，商品名Provenge，用于治疗不再对激素治疗有反应的前列腺癌。

2011年，单克隆抗体药物。美国FDA批准药物——Ipilimumab（易普利姆玛），商品名Yervoy，一种单克隆抗体，通过刺激身体免疫系统攻击癌细胞，用于治疗晚期黑色素瘤。

2013年，药物偶联物。美国FDA批准药物——Ado-Trastuzumab Emtansine，T-DM1（重组曲妥珠单抗），商品名Kadcyla，一种通过化学连接单克隆抗体曲妥珠单抗与细胞毒性剂甲磺酸的药物偶联物，通过阻断癌症组织微细血管的形成来阻断癌细胞增殖。用于治疗HER2阳性乳腺癌。

2013年，单克隆抗体药物。美国FDA批准药物——Obinutuzumab（奥比妥珠单抗），商品名Gazyva，一种单克隆抗体，用于治疗慢性淋巴细胞白血病。

2013年，单克隆抗体药物。美国FDA批准药物——Ofatumumab（奥法木单抗），商品名Arzerra，用于治疗慢性淋巴细胞白血病。

2013年，抗癌新药。美国FDA批准药物——Imbruvica，商品名 Ibrutinib（依鲁替尼），用于治疗慢性淋巴细胞白血病和非霍奇金淋巴瘤。

2014 年，癌症基因组图谱。美国国家癌症研究院（NCI）科学家分析癌症基因组图谱（TCGA），提出人类癌症中的 DNA 的变异与癌症的关联。

2014 年，免疫检查点抑制剂。美国 FDA 批准两种药物，第一种是 Pembrolizumab（帕博利珠单抗），商品名 Keytruda（可瑞达），第二种是 Nivolumab（纳武单抗），商品名 Opdivo（欧狄沃）。它们同属一类身体免疫检查点抑制剂，通过阻断称为 PD-1 的途径起作用。因为 PD-1 作为免疫检查点可以阻止身体的免疫系统对癌细胞的攻击。开始用于治疗黑色素瘤，后来用于多种癌症肿瘤治疗，包括非小细胞肺癌等。

2014 年，靶向药物。美国 FDA 批准药物——Idelalisib（艾代拉利司片），商品名 Zydelig，用于治疗慢性淋巴细胞白血病和其他一些癌症。

2015 年，靶向药物。美国 FDA 批准药物——Palbociclib（帕博西尼），商品名 Ibrance（爱博新），可以抑制癌细胞周期蛋白依赖性激酶（CDK4/6），用于治疗晚期乳腺癌。

2016 年，免疫检查点抑制剂。美国 FDA 批准药物——Atezolizumab（阿特朱单抗），商品名 Tecentriq，一种身体免疫检查点抑制剂，通过阻断 PD-1 的途径起作用，用于治疗非小细胞肺癌、膀胱癌等。

2017 年，CAR-T 治疗。美国 FDA 批准第一个癌症基因疗法——Tisagenlecleucel，商品名 Kymriah，也就是嵌合抗原受体修饰的 T

细胞疗法，用于治疗急性淋巴细胞白血病。

2018 年，新癌症治疗药物。美国 FDA 批准了 19 种新药物，包括 5 种免疫检查点抑制剂，用于治疗多种固体和血液系统的癌症。2018 年抗癌新药物的数量为历年之最。

2020 年，全基因组的全癌分析，也称之为癌症基因组图谱结果分析，是迄今为止对整个癌症基因组最大、最全面的研究。来自世界 37 个国家的 1300 多名科学家和临床医生，经过多年努力，发现和分析了 38 种不同类型癌症肿瘤的 2600 多个基因组。初步确定出哪些是癌症主动启动基因，哪些是癌症被动诱发基因（例如，紫外线或吸烟可以导致哪些基因受到伤害），哪些是癌症治疗药物的靶标基因。该研究成果为癌症疾病的预防、诊断和治疗带来新希望。

附录三：
世界卫生组织国际癌症研究机构致癌物清单（共 120 种）

序号	英文名称	中文名称
1	Acetaldehyde associated with consumption of alcoholic beverages	与酒精饮料摄入有关的乙醛
2	Acheson process, occupational exposure associated with	与职业暴露有关的艾其逊法（用电弧炉制碳化矽）
3	Acid mists, strong inorganic	强无机酸雾
4	Aflatoxins	黄曲霉毒素
5	Alcoholic beverages	含酒精饮料
6	Aluminium production	铝生产
7	4-Aminobiphenyl	4- 氨基联苯
8	Areca nut	槟榔果
9	Aristolochic acid	马兜铃酸
10	Aristolochic acid, plants containing	含马兜铃酸的植物
11	Arsenic and inorganic arsenic compounds	砷和无机砷化合物
12	Asbestos（all forms, including actinolite, amosite, anthophyllite, chrysotile, crocidolite, tremolite）	石棉（各种形式，包括阳起石、铁石绵、直闪石、温石棉、青石棉、透闪石）
13	Auramine production	金胺生产
14	Azathioprine	硫唑嘌呤
15	Benzene	苯
16	Benzidine	联苯胺
17	Benzidine, dyes metabolized to	染料代谢产生的联苯胺
18	1Benzo [a] pyrene	苯并 [a] 芘

续表

序号	英文名称	中文名称
19	Beryllium and beryllium compounds	铍和铍化合物
20	Betel quid with tobacco	含烟草的槟榔嚼块
21	Betel quid without tobacco	不含烟草的槟榔嚼块
22	Bis（chloromethyl）ether; chloromethyl methyl ether（technical-grade）	双（氯甲基）醚; 氯甲基甲醚（工业级）
23	Busulfan	白消安
24	1，3-Butadiene	1，3-丁二烯
25	Cadmium and cadmium compounds	镉及镉化合物
26	Chlora mbucil	苯丁酸氮芥
27	Chlornaphazine	萘氮芥
28	Chromium（Ⅵ）com-pounds	铬（6价）化合物
29	Clonorchis sinensis（infection with）	华支睾吸虫（感染）
30	Coal gasification	煤炭气化
31	Coal，indoor emissions from household combustion of	家庭烧煤室内排放
32	Coal-tar distillation	煤焦油蒸馏
33	Coal-tar pitch	煤焦油沥青
34	Coke production	焦炭生产
35	Cyclophosphamide	环磷酰胺
36	Cyclosporine	环孢菌素
37	1，2-Dichloropropane	1，2-二氯丙烷
38	Diethylstilbestrol	己烯雌酚
39	Engine exhaust，diesel	柴油发动机排气
40	Epstein-Barr virus	爱泼斯坦-巴尔病毒

续表

序号	英文名称	中文名称
41	Erionite	毛沸石
42	Estrogen therapy，postmenopausal	绝经后雌激素治疗
43	Estrogen–progestogen menopausal therapy（combined）	雌激素 – 孕激素更年期治疗（合用）
44	Estrogen–progestogen oral contraceptives（combined）	雌激素 – 孕激素口服避孕药（合用）
45	Ethanol in alcoholic beverages	含酒精饮料中的乙醇
46	Ethylene oxide	环氧乙烷
47	Etoposide	依托泊苷
48	Etoposide in combination with cisplatin and bleomycin	依托泊苷与顺铂和博来霉素合用
49	Fission products，including strontium–90	裂变产物，包括锶 –90
50	Fluoro–edenite fibrous amphibole	氟代 – 浅闪石纤维状角闪石
51	Formaldehyde	甲醛
52	Haematite mining（underground）	赤铁矿开采（地下）
53	Helicobacter pylori（infection with）	幽门螺杆菌（感染）
54	Hepatitis B virus（chronic infection with）	乙型肝炎病毒（慢性感染）
55	Hepatitis C virus（chronic infection with）	丙型肝炎病毒（慢性感染）
56	Human immunodeficiency virus type 1（infection with）	人免疫缺陷病毒 I 型（感染）
57	Human papillomavirus types 16，18，31，33，35，39，45，51，52，56，58，59	人乳头瘤病毒 16，18，31，33，35，39，45，51，52，56，58，59 型
58	Human T–cell lymphotropic virus type I	人嗜 T 淋巴细胞病毒 I 型

续表

序号	英文名称	中文名称
59	Ionizing radiation（all types）	电离辐射（所有类型）
60	Iron and steel founding（occupational exposure during）	钢铁铸造（职业暴露）
61	Isopropyl alcohol manufacture using strong acids	使用强酸生产异丙醇
62	Kaposi sarcoma herpesvirus	卡波氏肉瘤疱疹病毒
63	Leather dust	皮革粉末
64	Lindane（see also Hexachlorocyclohexanes）	林丹（参见六氯环己烷）
65	Magenta production	品红生产
66	Melphalan	美法仑
67	Methoxsalen（8-methoxypsoralen）plus ultraviolet A radiation	花椒毒素（8-甲氧基补骨脂素）伴紫外线 A 辐射
68	4，4′-Methylenebis（2-chloroaniline）（MOCA）	4，4′-亚甲基二（2-氯苯胺）（MOCA）
69	Mineral oils，untreated or mildly treated	未经处理或轻度处理矿物油
70	MOPP and other combined chemotherapy including alkylating agents	氮芥、长春新碱、甲基苄肼、强的松及其他含烷化剂的联合化疗
71	2-Naphthylamine	2-萘胺
72	Neutron radiation	中子辐射
73	Nickel compounds	镍化合物
74	N′-Nitrosonornicotine（NNN）and 4-（N-Nitrosomethylamino）-1-（3-pyridyl）-1-butanone（NNK）	N′-亚硝基降烟碱（NNN）和 4-（N-甲基亚硝胺基）-1-（3-吡啶基）-1-丁酮（NNK）

续表

序号	英文名称	中文名称
75	Opisthorchis viverrini（infection with）	麝后睾吸虫（感染）
76	Outdoor air pollution	室外空气污染
77	Outdoor air pollution，particulate matter in	含颗粒物的室外空气污染
78	Painter（occupational exposure as a）	画家、油漆工、粉刷工等（职业暴露）
79	3，4，5，3′，4′-Pentachlorobiphenyl（PCB-126）	3，4，5，3′，4′-五氯联苯（PCB-126）
80	2,3,4,7,8-Pentachlorodibenzofuran	2，3，4，7，8-五氯二苯并呋喃
81	Pentachlorophenol（see also Polychlorophenols）	五氯苯酚（参见聚氯苯酚）
82	Phenacetin	非那西汀
83	Phenacetin，analgesic mixtures containing	含非那西汀的止痛剂混合物
84	Phosphorus-32，as phosphate	磷-32，磷酸盐形式
85	Plutonium	钚
86	Polychlorinated biphenyls	多氯联苯
87	Polychlorinated biphenyls，dioxin-like，with a Toxicity Equivalency Factor（TEF）according to WHO（PCBs 77，81，105，114，118，123，126，156，157，167，169，189）	类二噁英多氯联苯，具有WHO毒性当量因子（TEF）（多氯联苯77，81，105，114，118，123，126，156，157，167，169，189）
88	Processed meat（consumption of）	加工过的肉类（摄入）
89	Radioiodines，including iodine-131	放射性碘，包括碘-131
90	Radionuclides，alpha-particle-emitting，internally deposited	放射性核素，α粒子放射，内部沉积

续表

序号	英文名称	中文名称
91	Radionuclides，beta-particle-emitting，internally deposited	放射性核素，β 粒子放射，内部沉积
92	Radium-224 and its decay products	镭 -224 及其衰变产物
93	Radium-226 and its decay products	镭 -226 及其衰变产物
94	Radium-228 and its decay products	镭 -228 及其衰变产物
95	Radon-222 and its decay products	氡 -222 及其衰变产物
96	Rubber manufacturing industry	橡胶制造业
97	Salted fish，Chinese-style	中式咸鱼
98	Schistosoma haematobium（infection with）	埃及血吸虫（感染）
99	Semustine [1-（2-Chloroethyl）-3-（4-methylcyclohexyl）-1-nitrosourea，Methyl-CCNU]	司莫司汀 [1-（2- 氯乙基)-3-（4- 甲基环己基）-1- 亚硝基脲，甲基 - 环已亚硝脲]
100	Shale oils	页岩油
101	Silica dust，crystalline，in the form of quartz or cristobalite	石英或方石英形式的晶状硅尘
102	Solar radiation	太阳辐射
103	Soot（as found in occupational exposure of chimney sweeps）	煤烟（烟囱清洁工的职业暴露）
104	Sulfur mustard	硫芥子气
105	Tamoxifen	他莫昔芬
106	2，3，7，8-Tetrachlorodibenzo-para-dioxin	2，3，7，8- 四氯二苯并对二噁英
107	Thiotepa	三胺硫磷
108	Thorium-232 and its decay products	钍 -232 及其衰变产物

续表

序号	英文名称	中文名称
109	Tobacco smoke, second-hand	二手烟草烟雾
110	Tobacco smoking	吸烟
111	Tobacco, smokeless	无烟烟草
112	ortho-Toluidine	邻 - 甲苯胺
113	Treosulfan	曲奥舒凡
114	Trichloroethylene	三氯乙烯
115	Ultraviolet-emitting tanning devices	紫外发光日光浴设备
116	Ultraviolet radiation（wavelengths 100 ～ 400 nm, encompassing UVA, UVB, and UVC）	紫外线辐射（波长 100 ～ 400 nm，包括 UVA、UVB 和 UVC）
117	Vinyl chloride	氯乙烯
118	Welding fumes	焊接烟尘
119	Wood dust	木尘
120	X- and Gamma-Radiation	X 射线和伽马射线辐射

后 记

谨以此书献给所有的癌症病人及其家属。

此书发行以后，本人的所有收入全部捐献给防治癌症相关的组织和机构。

2015年春初，我得知中国青年女歌手姚贝娜因乳腺癌复发病逝，年仅33岁。当时我感到很惋惜，同时脑海里出现了很多疑问。她罹患的乳腺癌是什么类型？在手术等治疗后是否定期到医院复查？为什么没有好好休息？为什么还要从事这么高强度的工作？如果多了解一点癌症知识，可能会有不同的选择。

从那时起，我终于决定写这本书，用我的专业知识告诉大家如何正确面对癌症，如何科学面对癌症，希望能够帮助到一些癌症病人和他们的家属。

此书的完成，我有许多人要感谢：Larry Milam博士、黄光武博士、黄仲奎博士、William Lee先生、吴溪平博士、阳萫禾医生、王建成先生、张志增先生、宁荣钧先生、刘立医生、褚志亮博士、Robin Chu、我的父母亲（王杰、陈伟玲）、我的家人（陈为、王远、王静、王丽）。

王晓明